**Hefte zur Unfallheilkunde**
Beihefte zur Zeitschrift „Der Unfallchirurg“

Herausgegeben von:
J. Rehn, L. Schweiberer und H. Tscherne

Joachim Hanke

# Luxationsfrakturen des oberen Sprunggelenkes

## Operative Behandlung und Spätergebnisse

Mit 76 Abbildungen und 16 Tabellen

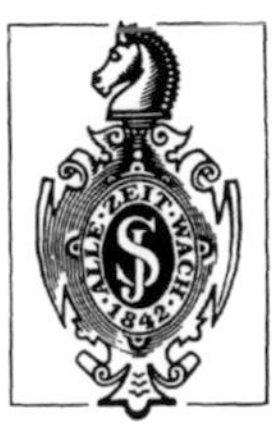


Springer-Verlag
Berlin Heidelberg New York
London Paris Tokyo

Reihenherausgeber

Prof. Dr. Jörg Rehn
Mauracher Straße 15, D-7809 Denzlingen

Prof. Dr. Leonhard Schweiberer
Direktor der Chirurgischen Universitätsklinik München-Innenstadt
Nußbaumstraße 20, D-8000 München 2

Prof. Dr. Harald Tscherne
Medizinische Hochschule, Unfallchirurgische Klinik
Konstanty-Gutschow-Straße 8, D-3000 Hannover 61

Autor

Dr. Joachim Hanke
Abteilung für Unfallchirurgie
Universitätsklinikum Essen
Hufelandstraße 55, D-4300 Essen 1

ISBN-13:978-3-540-18225-2 e-ISBN-13:978-3-642-83196-6
DOI: 10.1007/978-3-642-83196-6

CIP-Kurztitelaufnahme der Deutschen Bibliothek.
Hanke, Joachim:
Luxationsfrakturen des oberen Sprunggelenkes : operative Behandlung u. Spätergebnisse / Joachim Hanke. – Berlin ; Heidelberg ; New York ; London ; Paris ; Tokyo : Springer, 1988
(Hefte zur Unfallheilkunde ; H. 190)
ISBN-13:978-3-540-18225-2

NE: GT



2124/3140-543210 – Gedruckt auf säurefreiem Papier

*Meiner Familie*

## Vorwort

Die praxisnahe und für die Indikationsstellung und präoperative Planung unmittelbar wertvolle Einteilung der Sprunggelenksfrakturen von B.G. Weber sowie die Entwicklung eines schulmäßigen Therapiekonzepts einschließlich OP-Technik, Implantatwahl und Nachbehandlung gehören zu den wichtigsten Leistungen der Arbeitsgemeinschaft für Osteosynthesefragen. Da Sprunggelenksfrakturen zu den häufigsten Gelenkverletzungen zählen, profitieren die Patienten seit ca. 20 Jahren von der breiten Anwendung dieses Therapiekonzeptes, mit der Folge, daß die Behandlungsdauer wesentlich verkürzt, die Ergebnisse entscheidend verbessert und die Häufigkeit schmerzhafter Spätarthrosen stark reduziert werden konnte.

Besonders deutlich muß dieser Wandel im Patientengut einer Unfallchirurgischen Ausbildungsklinik nach mehr als 10jähriger Tätigkeit zum Ausdruck kommen, wo auch die Assistenten während ihrer chirurgischen Weiterbildung mit der operativen Versorgung der Sprunggelenksfrakturen befaßt sind. Da in der Abteilung für Unfallchirurgie seit ihrer Gründung im Jahre 1975 das schulmäßige Therapiekonzept der Sprunggelenksfrakturen konsequent angewendet worden ist, hat sich Herr Hanke der ebenso mühevollen wie interessanten Aufgabe gewidmet, dieses große Krankengut auszuwerten und insbesondere Langzeit-Nachuntersuchungen der schweren trimalleolären Luxationsfrakturen mit Knorpelschaden anzustellen. Seine Ergebnisse bestätigen die eingangs getroffenen Feststellungen. Sie zeigen aber außerdem, daß bei angemessener ärztlicher Beratung und Führung mit der Kooperation nahezu aller Patienten sehr wohl gerechnet werden kann, die dadurch zu dem Behandlungsergebnis ihren Beitrag leisten. Die vorliegende Abhandlung enthält sehr viele interessante Details und Hinweise, so daß man ihr eine weite Verbreitung bei allen unfallchirurgisch tätigen Kollegen wünschen kann.

Essen, Juli 1988 *Prof. Dr. K.P. Schmit-Neuerburg*

**Danksagung**

Meinem geschätzten unfallchirurgischen Lehrer und verehrten Chef, Herrn Prof. Dr. K.P. Schmit-Neuerburg, gilt mein besonderer Dank. Er hat mich bei allen offenen Fragen und bei der Anfertigung dieser Arbeit stets bereitwillig beraten und unterstützt. Insbesondere verdanke ich seiner wohlwollenden Förderung meinen beruflichen Werdegang.

Ebenfalls danke ich Herrn Prof. Dr. E. Löhr, Direktor des Röntgendiagnostischen Zentralinstitut des Universitätsklinikum Essen, und seinen Mitarbeiterinnen für die Anfertigung der qualitätvollen Röntgenaufnahmen, was neben dem Routinebetrieb der Klinik nicht immer einfach war.

Dank sei auch Herrn M. Gebser, Frau M. Glenz und Frau U. Katzer-Reese, Photoabteilung der chirurgischen Klinik, für die Anfertigung der Reproduktionen und zahlreichen Röntgenbildserien gesagt.

Weiterhin danke ich Herrn Dipl.-Math. H. Hirche, Institut für Medizinische Informatik und Biomathematik des Univesitätsklinikum Essen (Dir.: Prof. Dr. H.G. Schmitt), für die Beratung und Durchführung der statistischen Berechnungen.

Bei allen Mitarbeitern der Chirurgischen Klinik, die mich in irgendeiner Weise bei der Anfertigung der Arbeit unterstützt haben, bedanke ich mich ebenfalls.

Schließlich danke ich Herrn Schwaninger, Springer-Verlag, für die verständnisvolle Zusammenarbeit und dem Springer-Verlag für die ausgezeichnete Drucklegung der Arbeit.

Essen, im Juli 1988 *Joachim Hanke*

# Inhaltsverzeichnis

# 1 Einleitung

Verrenkungbrüche des oberen Sprunggelenkes zählen zu den häufigsten Gelenkverletzungen des menschlichen Alltags. Die Skala der Verletzungsmöglichkeiten am oberen Sprunggelenk reicht von der einfachen Bandläsion bis zur komplizierten Luxationsfraktur mit mehrfachen Knochen- und Bandläsionen. Aufgrund der hoch belasteten Gelenkflächen beinhalten Frakturen des oberen Sprunggelenkes eine besondere Behandlungsproblematik.

Nach dem heutigen Kenntnisstand ist die peinlich genaue Wiederherstellung der Gelenkanatomie und die Wiedergewinnung der Gelenkstabilität am oberen Sprunggelenk die wichtigste Voraussetzung zur Vermeidung von Verletzungsfolgeschäden. Bei den dislozierten Frakturen lassen sich diese Anforderungen trotz der verfeinerten Repositionsmethoden der genetischen Reposition (Lauge-Hansen 1942, 1948, 1950, 1952, 1963) nur durch operatives Vorgehen erreichen. Bereits minimale Gelenkinkongruenzen führen zur posttraumatischen Arthrose. Die bisher publizierten Ergebnisse nach Osteosynthese am oberen Sprunggelenk bestätigen die Überlegenheit der operativen Behandlungsmethode.

Von den vielfältigen Einteilungen der Luxationsfrakturen am oberen Sprunggelenk haben die genetische Klassifizierung von Lauge-Hansen (1942) und die von Weber (1966) modifizierte, pathologisch-anatomische Klassifizierung von Danis (1949) besondere Bedeutung erlangt. Die sich am Entstehungsmechanismus orientierende Einteilung von Lauge-Hansen (1942) stellt aufgrund verbesserter Repositionstechnik eine Optimierung der konservativen Frakturbehandlung dar und kann bei gutachtlichen Fragestellungen wichtige Aufschlüsse über den Unfallhergang geben, während die Einteilung von Weber (1966) mit dem im Vordergrund stehenden Fibula-Syndesmosen-Komplex den operativ tätigen Arzt rasch und umfassend über Art, Schweregrad und therapeutische Konsequenzen informiert.

Die nachfolgende Arbeit beschäftigt sich in Form einer Langzeitnachuntersuchung mit Luxationsfrakturen des oberen Sprunggelenkes, die von 1976–1982 in der Abteilung für Unfallchirurgie des Universitätsklinikum Essen, Dir.: Prof. Dr. K.P. Schmit-Neuerburg, nahezu ohne Ausnahme operativ nach den Richtlinien der Arbeitsgemeinschaft für Osteosynthesefragen (AO) versorgt wurden. Die Einteilung der Frakturen in die Gruppen Weber A, B, C, die Aufschlüsselung nach Einzelläsionen, die Methode der operativen Versorgung und die Ergebnisse der Nachuntersuchungen am oberen Sprunggelenk sollen Auskunft über die Leistungsfähigkeit der operativen Frakturversorgung am oberen Sprunggelenk geben und offenbaren, welche Frakturen die Entwicklung einer posttraumatischen Arthrose begünstigen.

# 2 Anatomie und Biomechanik des oberen Sprunggelenkes

Als Standfläche für den menschlichen Körper ist der Fuß zur Beinlängsachse im rechten Winkel abgeknickt. Oberes und unteres Sprunggelenk gestatten als hintereinandergeschaltete, funktionelle Einheit Bewegungen, die einem aus der Technik bekannten Kardangelenk entsprechen. Die anatomischen Lehrbücher beschreiben das obere Sprunggelenk (Articulatio talocruralis) als Gynglimus (Scharniergelenk) mit quer gestellter Achse und nur einem Freiheitsgrad für Dorsal- und Plantarflexion des Fußes (v. Lanz et al. 1972). Das untere Sprunggelenk (Articulatio talotarsea) gestattet mit seiner schräg zur Fußlängsachse gestellten Bewegungsachse Supination und Pronation – das Heben und Senken des inneren Fußrandes. Zusammen mit den weiter distal gelegenen Chopart- und Lisfranc-Gelenken, in denen Drehbewegungen des Fußes entlang seiner Längsachse, die Inversion und Eversion, möglich sind, kann der Fuß einen Bewegungsumfang beschreiben, den Fick (1911) als „Maulschellenbewegung" bezeichnet hat.

## 2.1 Morphologie der Gelenkkörper

Tibia, Fibula und Talus beteiligen sich am Aufbau des oberen Sprunggelenkes (Abb. 1). Das distale Ende der Tibia verbreitert sich und bildet medial eine starke Ausziehung als Malleolus medialis. Der Malleolus lateralis des distalen Fibulaendes liegt eingepaßt in die Incisura tibialis und ergibt zusammen mit der Tibia eine knöcherne Gabel, die die Trochlea tali umfaßt.

Die Talusrolle ist mit 3 überknorpelten Gelenkflächen ausgestattet. Die obere Mantelfläche der Rolle und die beiden Seitenflächen korrespondieren mit den Gelenkflächen von Tibia und Fibula. An beiden Seiten übernimmt die Knöchelgabel die knöcherne Führung der Talusrolle, während die Mantelfläche der Trochlea tali die Körperlast auf den Fuß zu übertragen hat. Schnittpräparate in verschiedenen Ebenen zeigen, daß die Formschlüssigkeit zwischen Talusrolle und Malleolengabel (Abb. 2) auch in den einzelnen Bewegungsstadien erhalten bleibt. Die Talusrolle ist in der Aufsicht von oben trapezförmig und vorn breiter als hinten. Fick (1911) vertritt die Ansicht, daß sich die Knöchelgabel bei der Dorsalflexion spreize und bei der Plantarflexion verenge.

## 2.2 Neuere anatomische Erkenntnisse zur Gestalt der Talusrolle und Bewegungsachsen

Anatomische Studien neueren Datums verdeutlichen, daß die Einstufung des oberen Sprunggelenkes als simples Scharniergelenk nicht mehr haltbar ist. Das obere Sprunggelenk stellt vielmehr einen komplizierten Präzisionsmechanismus dar, der bei Verletzungen mit auch nur geringfügigen Inkongruenzen empfindlich mit Verschleiß- und Degenerationserscheinungen reagiert (Schenk 1978).

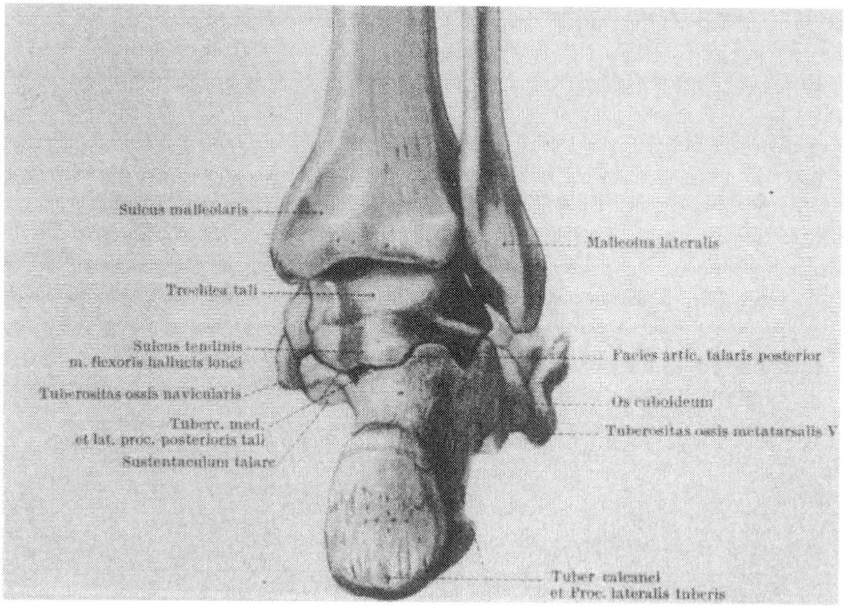


**Abb. 1.** Knöcherne Strukturen des oberen Sprunggelenkes. (Aus v. Lanz et al. 1972)

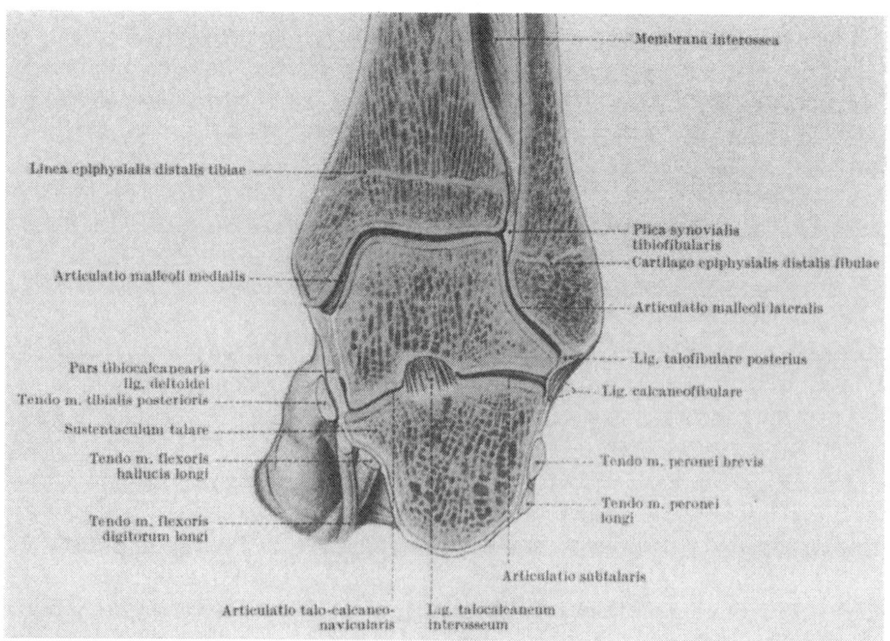


**Abb. 2.** Frontalschnitt durch das obere Sprunggelenk. (Aus v. Lanz et al. 1972)

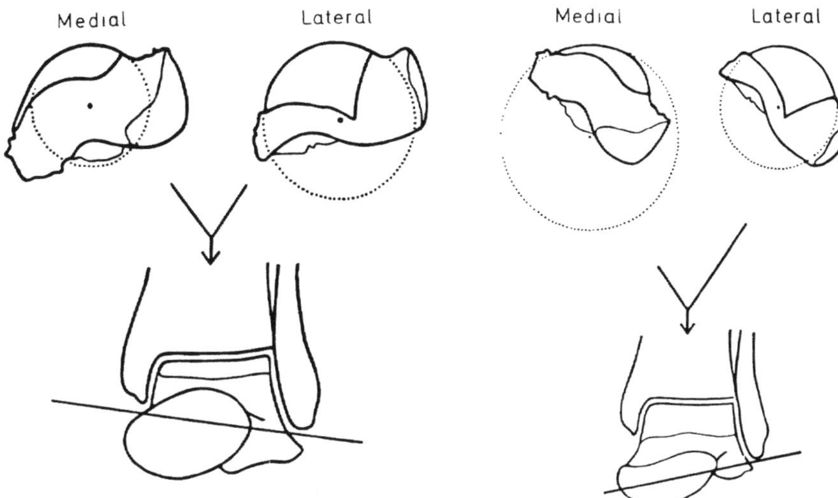


Abb. 3. Verlauf der Bewegungsachse konstruiert aus den Krümmungsmittelpunkten des medialen und lateralen Talusrollenprofils bei Dorsalflexion (*links*) und Plantarflexion (*rechts*). (Aus Barnet u. Napier 1952)

Barnet u. Napier (1952) konnten an der Untersuchung von 150 Tali zeigen, daß die mediale Talusrollenkante ventral einen kleineren Krümmungsradius aufweist als dorsal, wogegen die laterale Kante gleichmäßig gekrümmt ist. Dabei ist der laterale Krümmungsradius größer als der medioventrale und kleiner als der mediodorsale. Dies führt bei der Dorsalflexion des Fußes zu einer medialen Anhebung mit gleichzeitiger Innenrotation des Talus und bei der Plantarflexion zu einer medialen Absenkung der Bewegungsachse mit leichter Außenrotation des Talus (Abb. 3).

Die Rotationsbewegung der Talusrolle beim Gehen wies Close (1956) beim Lebenden nach. Eine gleichgerichtete Torsionsbewegung der Fibula beim Fußheben und Fußsenken im Sinne der Innen- bzw. Außenrotation stellten Barnet u. Napier (1952) gleichfalls fest, eine Beobachtung die von Kapandji (1970) bestätigt wurde. Weber (1966) beobachtete bei Sprunggelenkoperationen den vorgenannten Bewegungsvorgang der Fibula und zusätzlich eine Dorsalverschiebung der Fibula von 1–2 mm bei der Dorsalflexion. Eine Spreizung der Knöchelgabel konnte er nicht bestätigen.

Weitere Korrekturen und Ergänzungen entstammen den Untersuchungen von Inman (1976). Mit verbesserter Methodik folgert er, daß die Bewegungen im oberen Sprunggelenk um eine einzige, fixierte Achse ablaufen, die mit 89° nahezu senkrecht auf der lateralen Talusgelenkfläche steht und die mediale Gelenkfläche in einem Winkel von 84° schneidet. Die Bewegungsachse des oberen Sprunggelenkes steht bezogen auf die Kniegelenkachse um 23° nach außen rotiert und bildet mit der Tibialängsachse einen Winkel von durchschnittlich 82°. Annähernd läßt sie sich palpatorisch und auch röntgenologisch einige Millimeter unterhalb der Knöchelspitzen lokalisieren (Abb. 4).

Bei korrekter Einstellung der Meßebenen an der Talusrolle auf die Bewegungsachse des oberen Sprunggelenkes fand sich überraschenderweise eine kreisförmige Krümmung der medialen Gelenkfläche in 80% der vermessenen Tali. Nur in 20% konnten die von Barnet

u. Napier (1952) beschriebenen, medial unterschiedlichen Krümmungsradien bestätigt werden. Der mediale Krümmungsradius war im Mittel 2 mm kleiner als der laterale (Grenzwerte 0–6 mm); im Extremfall ergab sich für die Talusrolle die Form eines Zylinders. Die Talusrolle ist daher als Ausschnitt eines mit der Spitze nach medial zeigenden Kegels zu betrachten (Abb. 5). Die mediale Schnittfläche des Kegelstumpfes ist um 6° geneigt und die Bodenfläche steht senkrecht zur Bewegungsachse des oberen Sprunggelenkes. Auf dem Boden steht ein 2. stumpfer Kegel mit der Spitze auf das Fibulaende ausgerichtet, der die Gelenkflächen für den Außenknöchel trägt.

Bei dieser Betrachtungsweise verringern sich die ventralen und dorsalen Breitendifferenzen der Facies superior tali erheblich, und Inman (1976) fand auch bei in der Aufsicht scheinbar ausgeprägter Trapezform der Talusrolle (Abb. 6) keinen größeren Unterschied als 2 mm, so daß eine Aufdehnung der Knöchelgabel bei Dorsalflexion aus der Nullstellung nicht mehr als 1 mm betragen kann.

Zusammenfassend lassen sich bei der Bewegung der Talusrolle folgende, formbedingte Einstellbewegungen des Außenknöchels feststellen: Bei der Dorsalflexion erfährt die Fibula eine Innenrotation, Lateralisierung, Dorsal- und Proximalverschiebung und bei der Plantarflexion eine Außenrotation, Medialisierung, Ventral- und Distalverschiebung (Weber 1966; Henkemeyer et al. 1975; Weinert et al. 1973). Die Rotationsbewegungen überwiegen.

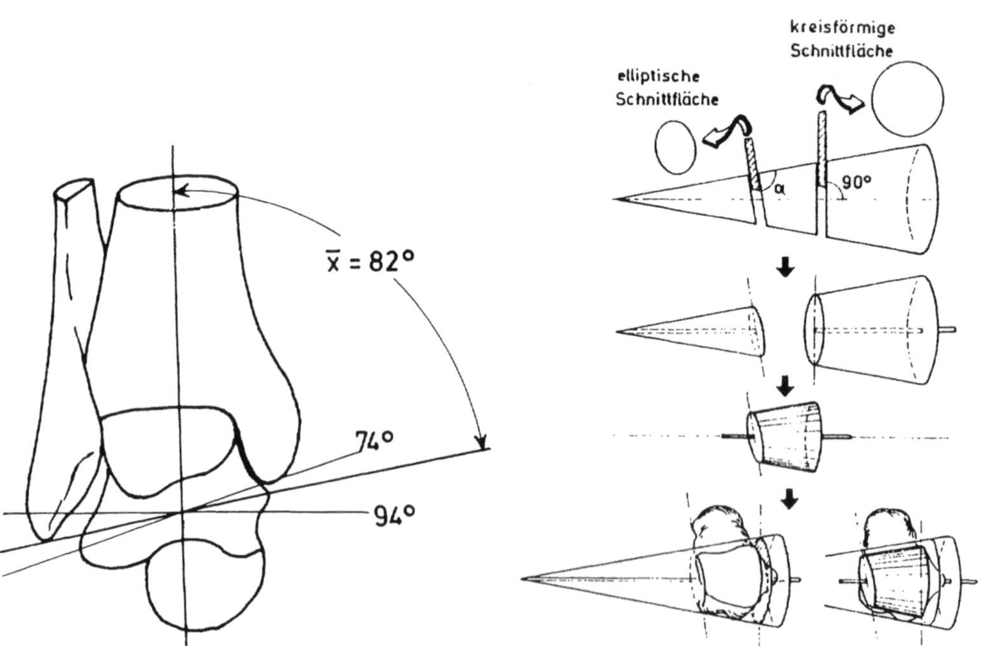


**Abb. 4.** (*Links*) Die Bewegungsachse des OSG in der Frontalebene. (Nach Inman 1976)

**Abb. 5.** (*Rechts*) Geometrische Konstruktion der Talusgelenkfläche. Sie resultiert als Teil eines Kegelstumpfmantels mit medial 6° geneigter Deckfläche. (Nach Inman 1976)

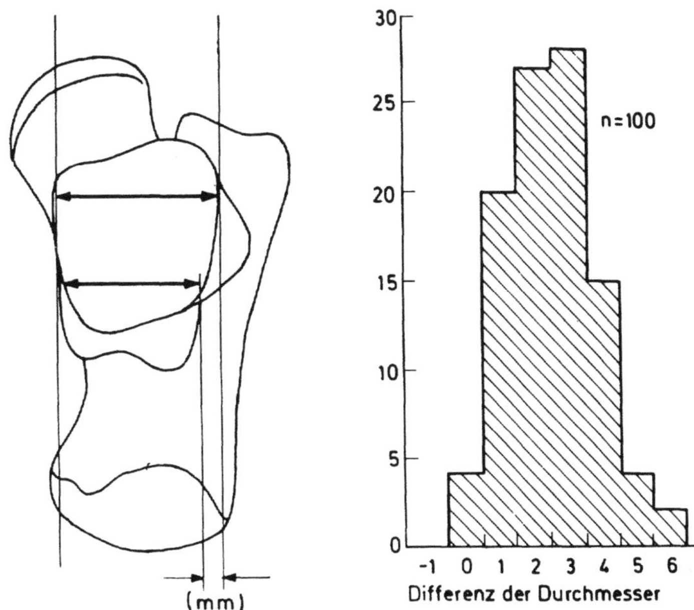


**Abb. 6.** Die Differenz zwischen vorderem und hinterem Querdurchmesser der Talusrolle in der Aufsicht. (Nach Inman 1976)

### 2.3 Der Bandapparat des oberen Sprunggelenkes

Die Bänder des oberen Sprunggelenkes sind gemäß den auftretenden Belastungen kräftig dimensioniert. Sie lassen sich in einen tibiofibularen Bandapparat sowie in innere und äußere Seitenbandstrukturen gliedern (Abb. 7).

*Tibiofibulare Bänder:*
Lig. tibiofibulare anterius
Lig. tibiofibulare posterius
Membrana interossea

Die Syndesmosis tibiofibularis, zusammengesetzt aus den beiden erstgenannten Bändern, und die Membrana interossea sorgen für eine straff-elastische Fixation der Fibula an die Tibia, geben jedoch aufgrund ihres von kranial-medial nach caudal-lateral schrägen Faserverlaufes ausreichenden Spielraum für die Einstellbewegungen der Fibula bei der Dorsal- und Plantarflexion des Fußes. Die Syndesmose unterteilt sich in das kurze Lig. tibiofibulare anterius und das breit gefächerte, bis weit auf die Tibiarückfläche reichende Lig. tibiofibulare posterius. Im Bereich der Syndesmose und zu den Sehnenfächern der Flexoren hin finden sich Ausstülpungen der Gelenkschleimhaut, die in der arthrographischen Röntgendiagnostik Bedeutung erlangen. Die Incisura tibialis ist mit Fettgewebe ausgepolstert.

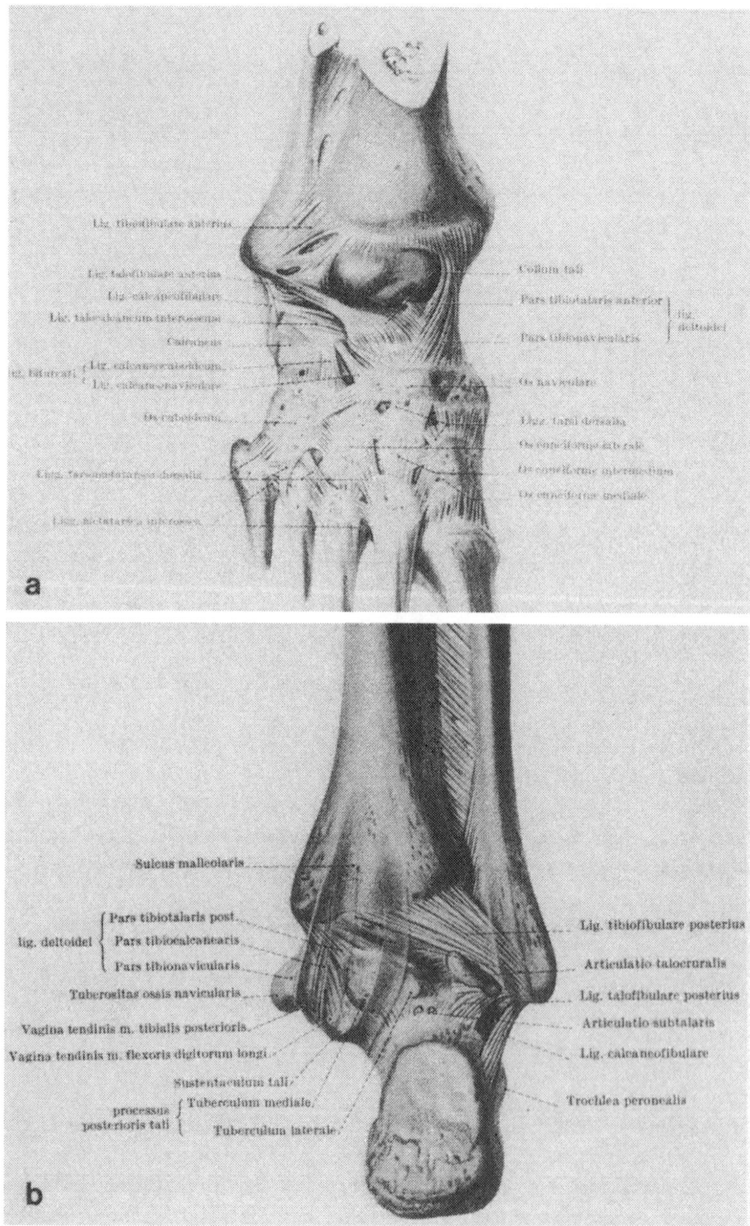


**Abb. 7a, b.** Der Bandapparat des oberen Sprunggelenkes. (Aus v. Lanz et al. 1972)

*Mediale Seitenbänder:*
Lig. deltoideum mit:
Pars tibiotalaris anterior
Pars tibiocalcanearis
Pars tibionavicularis
Pars tibiotalaris posterior

*Laterale Seitenbänder:*
Lig. fibulotalare anterius
Lig. fibulocalcaneare
Lig. fibulotalare posterius

Die medialen und lateralen Seitenbänder übernehmen die Gelenkführung des Talus. Dabei überspannen jeweils die mittleren Anteile der Seitenbänder auch das untere Sprunggelenk. In seiner eher kompakten Anordnung unterstützt das Lig. deltoideum die knöcherne Innenknöchelführung der Talusrolle. Bei Belastung verhindern besonders die Innenbandanteile und die Syndesmose die Valgusabknickung im oberen Sprunggelenk, die aufgrund der lateral von der Belastungsachse des Beines liegenden Auftrittsstelle der Ferse ständig vorhanden ist. Entsprechend der erforderlichen Außenknöchelbewegungen sind die lateralen Bänder breit gefächert angeordnet. Wirth et al. (1987) stellten an Sprunggelenkpräparaten fest, daß in Plantarflexion die Seitenbänder, in Nullstellung der dorsomediale Kapselbandapparat und in Dorsalflexion die vordere Syndesmose und die Seitenbänder das obere Sprunggelenk stabilisieren.

### *2.3.1 Pathophysiologie des Bandapparates*

Wirth u. Artmann (1977) betonen die Bedeutung des Außenbandapparates für die Gelenkstabilität und sahen bei der experimentellen Durchtrennung der Außenbänder mit nachfolgendem Valgusstreß folgende Auswirkungen:

1. Die Durchtrennung des *Lig. fibulotalare anterior* führt zu einer Aufklappung von $10^o$ in Spitzfußstellung, erhaltener Stabilität in Nullstellung und ventraler Talussubluxation.
2. Die Durchtrennung des *Lig. fibulocalcaneare* führt zu einer Aufklappung von $10^o$ in Nullstellung und erhaltener Stabilität in Spitzfußstellung.
3. Die Durchtrennung des *Lig. fibulotalare anterior und Lig. fibulocalcaneare* führt zu einer Aufklappung von 15–$30^o$ in Spitzfußstellung und Nullstellung und zu einer „Rotationsschublade“ des Talus nach ventral.
4. Die Durchtrennung *aller fibularen Bänder* führt zu einer vollständigen Aufklappung und anteriorer sowie posteriorer Subluxationsmöglichkeit des Talus.

Zur Bedeutung des Innenbandapparates und der Syndesmose äußern sich verschiedene Autoren (Close 1956; Dietl 1956; Grath 1960; Kristensen 1956; Wirth et al. 1978):

1. Die Durchtrennung des *vorderen Syndesmosenbandes* führt zum Klaffen der Knöchelgabel vorn von 4–10 mm infolge Außenrotation der Fibula.
2. Die Durchtrennung des *hinteren Syndesmosenbandes* hat nur eine geringfügige Gabelerweiterung zur Folge.
3. Die Durchtrennung *aller Syndesmosenbänder* einschließlich der Membrana interossea und des Lig. deltoideum führt zu einem Auseinanderweichen der Malleolengabel von mehr als 10 mm.

Bereits bei der Verletzung rein ligamentärer Strukturen ergeben sich gravierende Auswirkungen auf die Stabilität und die Formschlüssigkeit der Knöchelgabel. Klinisch resultiert eine Gangunsicherheit mit Neigung zum Umknicken und ein Überlastungsschaden des

Gelenkknorpels durch Reduzierung der Kontaktfläche auf ein kleineres Areal, was die Entwicklung einer posttraumatischen Arthrose begünstigt. Schmit-Neuerburg et al. (1977) berichten über günstigere Behandlungsresultate bei operativer Behandlung von Außenbandverletzungen mit nachgewiesener Instabilität.

## 2.4 Muskelführung des oberen Sprunggelenkes

Der Talus besitzt keinen eigenen Muskelansatz. Bei seinen Bewegungen wird er von den angrenzenden Gelenkanteilen mitgenommen (v. Lanz et al. 1972). Gemäß dem Sehnenverlauf lassen sich bei den Muskeln Strecker und Beuger unterscheiden.

Neben der Vermittlung der Bewegungen im Fußskelett übernehmen die Muskeln in ihrer Gesamtheit eine stabilisierende Funktion des oberen Sprunggelenkes und dienen als Puffer der auf das Sprunggelenk einwirkenden Schub-, Scher- und Rotationskräfte. Die Malleolengabel kann außerdem vom M. tibialis posterior aufgrund des gemeinsamen Ursprungs an Fibula und Tibia aktiv zusammengedrückt werden.

## 2.5 Belastung und Verhalten des oberen Sprunggelenkes während des Gehens

Der menschliche Gang unterteilt sich in eine Stand- und eine Schwungphase. Braune u. Fischer (1895) und Fischer (1899) erstellten eine detaillierte Analyse der einzelnen Gangphasen mit Aufteilung in 31 Einzelschrittphasen und berechneten die dabei auftretenden Belastungen. Eberhard u. Inman et al. (1947) bestätigten die von Fischer rechnerisch gefundenen Werte durch direkte Messungen der auftretenden Kräfte mit speziellen Meßelementen. Dabei zeigte sich, daß das obere Sprunggelenk (OSG) überwiegend Druckkräften ausgesetzt ist. Weber (1966) hat berechnet, daß beim Sohlenstand das einfache Körpergewicht, nach den Hebelgesetzen beim Fersenstand das doppelte und beim Zehenstand das 3fache Körpergewicht auf das obere Sprunggelenk einwirkt (Abb. 8).

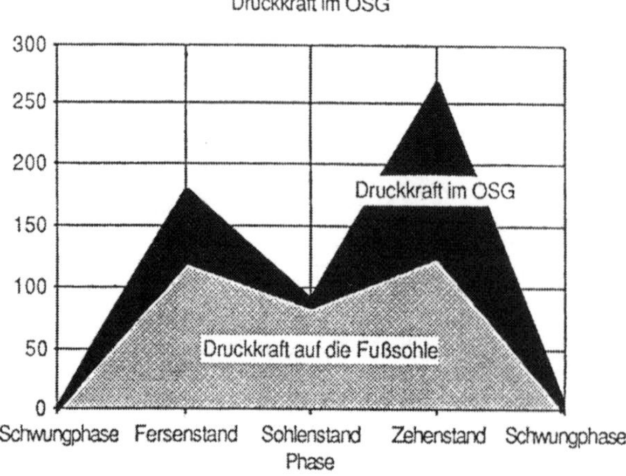


**Abb. 8.** Druckbelastungen im OSG in Abhängigkeit von der Schrittphase. (Nach Weber 1966)

Bei Addition der zur Stabilisierung der einzelnen Standphasen notwendigen Muskelkräfte kam er zu dem Ergebnis, daß bei normgewichtigen Patienten während des Zehenstandes Druckkräfte von 615 kp vorhanden sein können. Beim Auftreten kommen, bedingt durch die Bodenreaktion und Bewegungsachse des oberen Sprunggelenkes, noch Schub-, Scher- und Rotationskräfte hinzu.

Vereinfachend läßt sich die Standphase in 3 wesentliche Unterphasen unterteilen, den *Fersenstand*, den *Sohlenstand* und den *Zehenstand*.

Die Phase des Auftretens mit der Ferse bezeichnet Weber (1966) als „kritische Phase des Fußfassens", die er mit der Situation eines Flugzeugs beim Aufsetzen auf der Rollbahn vergleicht. Die auftretenden Schub- und Scherkräfte belasten das obere Sprunggelenk zusätzlich in einer Größenordnung von 25% der vorhandenen Druckkräfte und drängen den Talus gegen das dorsolaterale Gelenkkompartiment (Abb. 9).

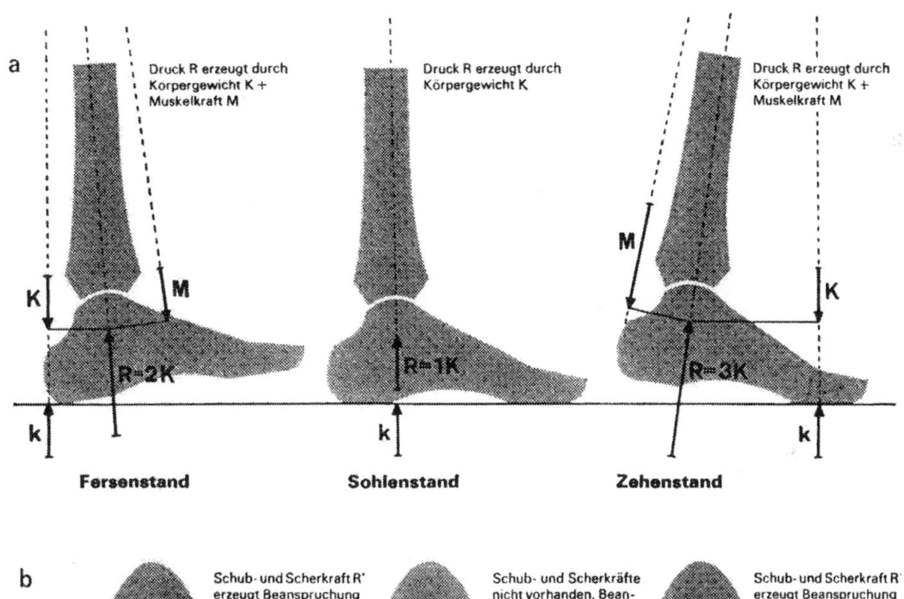


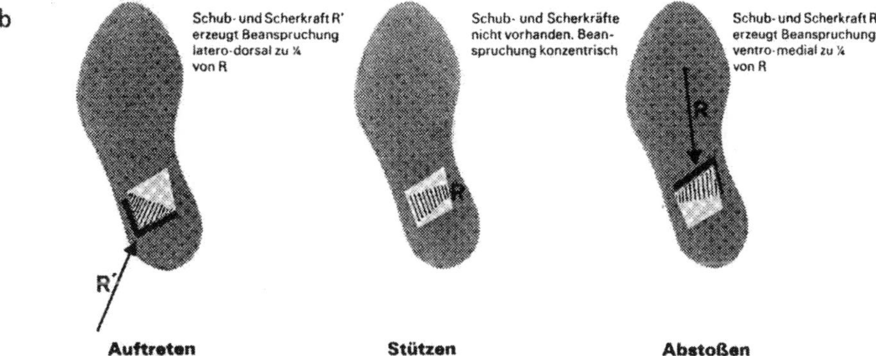


**Abb. 9a, b.** Verteilung der Druck-, Schub- und Scherkräfte im oberen Sprunggelenk in den Schrittphasen. (Aus Weber 1966)

Die Syndesmose und das Lig. deltoideum geraten unter Spannung. Bandanspannung und antagonistisch wirkende Muskelkraft der Supinatoren fangen das Valguskippmoment des Talus auf. Treffen den an Außenknöchel, Syndesmose und Tibiahinterkante bereits hochbelasteten Gelenkkomplex in dieser unfallträchtigen Phase, z.B. durch einen Mißtritt, zusätzliche Belastungen, ist die Grenze der physiologischen Belastbarkeit überschritten, und es kommt zu Bandrissen und Frakturen an den vorgenannten anatomischen Strukturen.

In der relativ stabilen Phase des Sohlenstandes, um im Vergleich zu bleiben, wie bei einem gelandeten und ausrollenden Flugzeug, herrschen am oberen Sprunggelenk reine Druckkräfte vor. Beim Zehenstand und Abstoßen vom Boden treten erneut Schub- und Scherkräfte auf, die den Talus jetzt nach ventromedial abdrängen und zu einer Zusatzbelastung von Innenknöchel und Tibiavorderkante führen. Torsionsbelastungen treten beim Abstoßen nicht auf, da der Fuß auf dem Zehenballen drehen kann. Verletzungen sind in dieser Phase selten (Weber 1966).

# 3 Pathophysiologie der Malleolarfrakturen

Aufgrund des häufigen Vorkommens von Verrenkungsbrüchen am oberen Sprunggelenk haben sich Ärzte zu jeder Zeit mit der Problematik dieser Frakturen beschäftigt. Das Wissen, daß Verrenkungen des oberen Sprunggelenkes häufig mit knöchernen Verletzungen der Knöchelgabel verbunden sind, geht auf Hippokrates (400 v. Chr., zitiert nach Lauge-Hansen) zurück. Die in der Folge angeführten Meilensteine im Wissen um die Verletzungen des oberen Sprunggelenkes sollen im Sinne eines historischen Rückblicks verstanden werden.

## 3.1 Historischer Rückblick

Petit (1723) beschäftigt sich intensiv mit den Verletzungen der Knöchelregion und erwähnt besonders die Bedeutung begleitender Bandschäden. Cooper (1823) stellt eine vollständige Zusammenstellung der möglichen Verletzungsarten einschließlich der Tibiakantenfrakturen vor. Dupuytren (1819, zitiert nach Ashurst u. Bromer 1922) findet bei Leichenexperimenten durch Ab- und Adduktion des Fußes am festgestellten Unterschenkel Verletzungen der Knöchelgabel. Als erster gibt Earle (1828) ein Tibiahinterkantenfragment an. Durch Außenrotation des in Pronation fixierten Fußes erzeugt Maisonneuve (1840) typische Knöchelfrakturen und klassifiziert diese. Von Volkmann (19875) beschreibt statt des ihm fälschlicherweise zugeschriebenen hinteren Kantenfragmentes die operative Versorgung eines ventralen Tibiakantenfragmentes. Die klinische Beobachtung von knöchernen Syndesmosenausrissen sind mit den Namen Tillaux (1872) und Wagstaffe (1875, zitiert nach Weber 1966) verbunden. Die operative Versorgung einer Syndesmosenruptur durch Naht gibt Clermond (1913) an. Mit der Verbreitung der Röntgenstrahlen kommt es zu einem differenzierteren Nachweis der Verletzungen. Für die Diagnostik einer Gabellockerung hält Hansson (1941) die Arthrographie für eine geeignete Methode. Kleiger (1954) und Böhler (1957) halten den Nachweis durch gehaltene Röntgenaufnahmen mit Valgusstreß des Fußes für geeigneter.

Nach subtilem Studium der Verletzungsabläufe erstellt Lauge-Hansen (1942) eine genetische Frakturklassifizierung in 4 Frakturtypen. Im französischen Sprachraum propagiert Danis (1949) eine pathologisch-anatomische Klassifizierung, in der er die Frakturen in ihrer Beziehung zur Syndesmose einteilt. Diese Einteilung modifiziert Weber (1966) und macht sie im deutschen Sprachraum bekannt.

## 3.2 Klassifizierung der Malleolarfrakturen

Klassifizierungen der Sprunggelenkfrakturen sind seit Dupuytren (1819, zitiert nach Ashurt u. Bromer 1922) und Maissonneuve (1840) vielfach aufgestellt worden. Ashurst u. Bromer (1922) teilen nach reinen unfallmechanischen Gesichtspunkten in Abduktions-,

Adduktions- und Außenrotationsfrakturen. Diese Gliederung hat besonders im angloamerikanischen Sprachraum Verbreitung gefunden. Bei kritischer Betrachtung erlangen zum heutigen Zeitpunkt lediglich 2 Einteilungsarten Bedeutung: Die genetische, d.h. die sich nach dem Unfall- und Entstehungsmechanismus ausrichtende Klassifizierung von Lauge-Hansen (1942) und die von Weber (1966) modifizierte, pathologisch-anatomische Klassifizierung von Danis (1949).

### *3.2.1 Die genetische Klassifizierung nach Lauge-Hansen*

Schon Quenu (1906) sah die Außenrotation des in Supination gehaltenen Fußes als wichtigsten Unfallmechanismus an; Lauge-Hansen (1942) konnte dies durch Erkenntnisse an Hand von Versuchen mit Oberschenkelpräparaten bestätigen. In seiner Versuchsanordnung fixierte er wechselnd den Präparatestumpf bzw. den Fuß und ließ bei verschiedener Ausgangsstellung des Fußes in Supination oder Pronation zunehmende Außenrotations- bzw. Varus- und Valguskippbelastungen einwirken. Je nach Richtung der einwirkenden Kräfte konnte er gesetzmäßige Reihenfolgen im Ablauf der Frakturierung differenzieren und kam aufgrund der Häufigkeit des Vorkommens zur Einteilung in (Abb. 10).

1. Supinations-Eversions-Fraktur (68,5%)
2. Supinations-Adduktions-Fraktur (15,5%)
3. Pronations-Eversions-Fraktur (8,3%)
4. Pronations-Abduktions-Fraktur (6,0%)

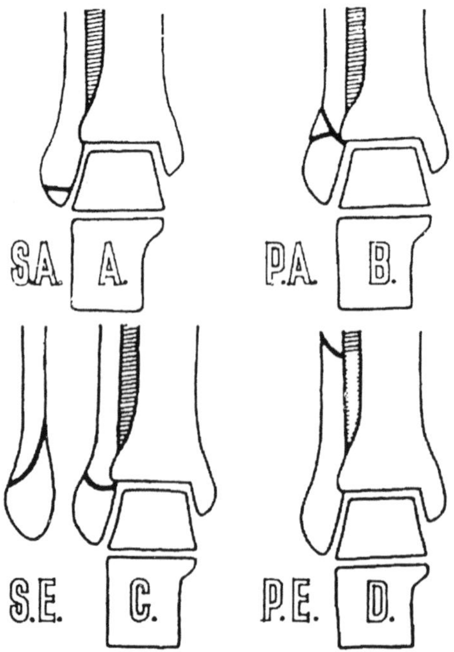


**Abb. 10.** Die Klassifizierung der Malleolarfrakturen nach Lauge-Hansen. (Aus Böhler 1957)

Die von Lauge-Hansen verwandten Begriffe Supination und Pronation einerseits, Eversion, Adduktion und Abduktion andererseits kann man sich leichter vorstellen, wenn man sich klarmacht, daß Supination und Pronation die Ausgangsfußstellung bei Versuch oder Unfall darstellen. Die weiteren Begriffe informieren über die Richtung der auf die Talusrolle wirkenden Kräfte bzw. die Stellung der Talusrolle bezogen auf die Beinlängenachse. Am Ende der Krafteinwirkung steht die Talusrolle also bei der Eversionsfraktur in Außenrotationsstellung, bei der Adduktionsfraktur in Varusstellung und bei der Abduktionsfraktur in Valgusstellung.

Bei der am häufigsten vorkommenden **Supinations-Eversions-Fraktur** unterteilte Lauge-Hansen (1942) in 4 Phasen. Unter zunehmender Krafteinwirkung sah er zuerst einen ligamentären oder knöchernen Syndesmosenriß, dann kam es zu einem schrägen Torsionsbruch der Fibula in Höhe der Syndesmose, und bei weiterer Dorsalverschiebung des Talus riß ein Dreieck aus der hinteren Tibiagelenkfläche aus. Als letztes frakturierte der Innenknöchel (Abb. 11). Für die Rupturierung der vorderen oder hinteren Syndesmose und den Ausbruch von Kantenfragmenten machte Lauge-Hansen auch bei den übrigen Frakturtypen insbesondere die Rotationsbewegungen verantwortlich.

Bei der **Supinations-Adduktions-Fraktur** trat zunächst eine Ruptur des Außenbandapparates oder eine quere Fraktur des Außenknöchels ein, dann brach der Innenknöchel mit querem oder senkrechtem Verlauf der Frakturlinie ab. Verletzungen der tibiofibularen Bandhaft traten bei diesem Frakturtyp nicht auf.

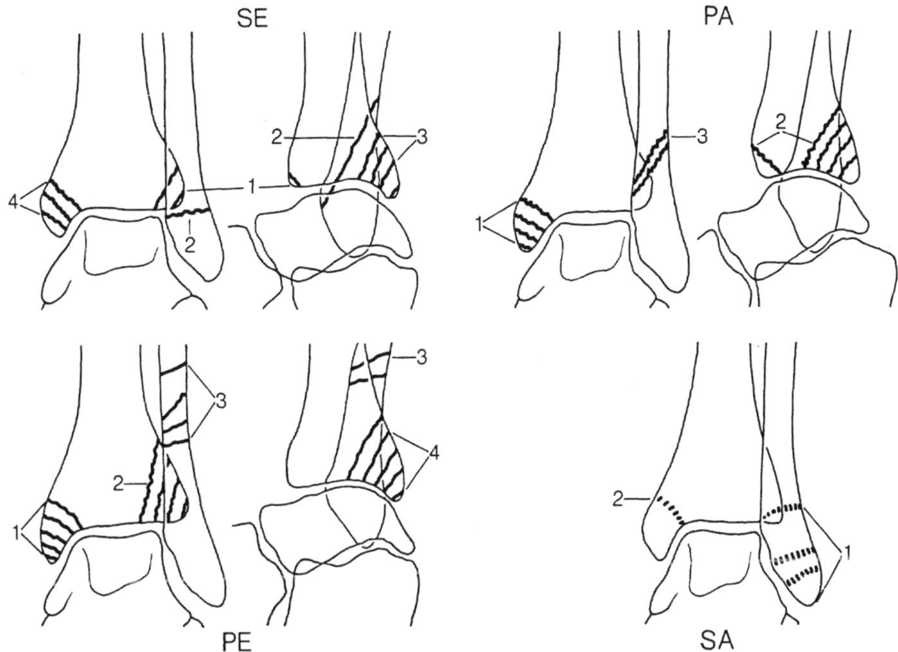


**Abb. 11.** Ablauf der Einzelläsionen bei den Frakturtypen nach Lauge-Hansen. (Nach Böhler 1957)

Die Pronationsfrakturen waren durch das Auftreten von ersten Läsionen am Innenknöchel gekennzeichnet. Bei den ebenfalls in 4 Stadien verlaufenden **Pronations-Eversions-Frakturen** frakturierte zuerst der Innenknöchel quer, oder das Lig. deltoideum riß. Dann rupturierte die Syndesmose meist zusammen mit einer knöchernen Schale aus Tibia oder Fibula. Durch Verstärkung der Außenrotation trat ein Drehbruch der Fibula oberhalb der Syndesmose ein. Zuletzt brach die Tibiahinterkante mit unterschiedlich großem Fragment ab.

Bei den **Pronations-Abduktions-Frakturen** war der Verlauf ähnlich. Als erstes kam es zur queren Fraktur des Innenknöchels, dann riß die vordere oder hintere Syndesmose mit einem unterschiedlich großen Knochenfragment ab, als letztes trat eine Fibulafraktur etwa in Höhe oder aber nur knapp oberhalb der Syndesmose ein.

*In vivo* vollzieht sich der zeitlupenartig dargestellte Frakturablauf natürlich innerhalb von Sekundenbruchteilen, wenn Überbelastungen in der geschilderten Form auf das obere Sprunggelenk einwirken.

In der Periode rein konservativer Frakturbehandlung war die genaue Kenntnis der Verletzungsabläufe von großer Bedeutung, da die Reposition der Frakturen üblicherweise in umgekehrter Richtung des Entstehungsmechanismus erfolgte. Die Erkenntnisse von Lauge-Hansen gestatteten eine verfeinerte, genetische Reposition und führten zu einer Verbesserung der Behandlungsergebnisse konservativ behandelter Knöchelbrüche. Reimers (1953) machte die Einteilung von Lauge-Hansen in Deutschlang bekannt und Böhler (1957) nahm die genetische Klassifizierung in sein Lehrbuch der Frakturbehandlung auf.

In der heutigen Ära operativer Frakturbehandlung ist die genetische Klassifizierung zumindest im deutschen Sprachraum weitgehend verdrängt worden. Wichtige Aufschlüsse liefert sie dennoch bei gutachtlichen oder gerichtlichen Auseinandersetzungen, bei denen der Unfallmechanismus strittig ist.

#### 3.2.1.1 Frakturmechanismen bei maximaler Plantar- und Dorsalflexion

Spier (1978) weist darauf hin, daß Lauge-Hansen in seiner Klassifizierung die Mechanismen der maximalen Plantar- und Dorsalflexion nicht untersucht hat. Bei der plötzlichen maximalen Plantarflexion des Fußes, z.B. durch Hängenbleiben des Schuhabsatzes an einer Treppenstufe, kommt es zunächst zu einem Einriß der vorderen Gelenkkapsel, und bei gleichzeitiger Stauchung überträgt die Talusrolle die gesamte Kraft auf die Tibiahinterkante, die breitflächig abreißt. Analoge Verletzungen finden sich bei der maximalen Dorsalflexion an der Tibiavorderkante und der hinteren Gelenkkapsel. Üblicherweise reißt auch der Innenknöchel ab. Bei derartigen Stauchungsmechanismen treten hohe Gelenkdrücke auf. Lewis (1964) hat zeigen können, daß für die Frakturierung des Außenknöchels bereits Torsionskräfte von 5–8 mkp ausreichend sind, während bei derartigen Stauchungsbrüchen Druckkräfte in einer Größenordnung von 300–500 kp/cm$^2$ wirksam werden.

#### 3.2.1.2 Beginn der systematischen, operativen Knöchelbruchbehandlung

Die unbefriedigenden Behandlungsergebnisse, die Erkenntnis, daß nur eine exakte, anatomisch perfekte Wiederherstellung des Sprunggelenkes Spätschäden verhindern kann, und Fortschritte in der allgemeinen Asepsis haben der operativen Knöchelbruchbehandlung zum Durchbruch verholfen. G.M. Müller (1945) schlug die operative Versorgung des Innenknöchels mit funktioneller Nachbehandlung vor. Danis (1949) erkannte die Bedeutung der Fibulafraktur und empfahl, diese operativ zu stabilisieren, um gipsfrei nachbehandeln zu können. Ein größeres Kollektiv von operativ behandelten Malleolarfrakturen mit 87% guten Ergebnissen beschrieb Vasli (1957). Willenegger (1961) stellte eine Reihe von 100 operativ versorgten Patienten vor, in der sich nur 10% schlechte Behandlungsergebnisse befanden. Er führte die guten Ergebnisse auf eine vollständig wiederhergestellte Biomechanik des oberen Sprunggelenkes durch peinlich genaue Versorgung der Fibuläläsion zurück.

## 3.3 Die pathologisch-anatomische Frakturklassifizierung von Weber (1966)

Die sich immer weiter durchsetzende operative Behandlung war für Weber (1966) Anlaß genug, die pathologisch-anatomische Klassifizierung von Danis (1949) zu überarbeiten und an die Anforderung einer standardisierten operativen Frakturversorgung des oberen Sprunggelenkes anzupassen. Der operativ tätige Arzt benötigt eine Einteilung, die ihn an Hand des Röntgenbildes rasch und eingehend über Art und Umfang der durchzuführenden operativen Maßnahmen informiert.

Da Fibula und Syndesmose hauptverantwortlich für die Stabilität der Knöchelgabel sind, ist es nicht verwunderlich, daß im Zentrum der Weber-Klassifizierung der Fibula-Syndesmosen-Komplex steht. Weber (1966) teilt in Luxationsfrakturen, Stauchungsfrakturen und andere Frakturformen ein. Beim häufigsten Typ, den Luxationsfrakturen des oberen Sprunggelenkes, unterscheidet Weber (1966), je nach Beziehung der Fibulaläsion zur Syndesmose, 3 Untergruppen (Abb. 12):

Typ A: Malleolenbrüche mit Fibulafraktur *distal* der Syndesmose. Die Syndesmose ist immer unverletzt

Typ B: Malleolenbrüche mit Fibulafraktur *in Höhe* der Syndesmose. Die Syndesmose kann unverletzt, partiell oder komplett zerrissen sein

Typ C: Malleolenbrüche mit Fibulafraktur *proximal* der Syndesmose. Die Syndesmose ist immer zerrissen

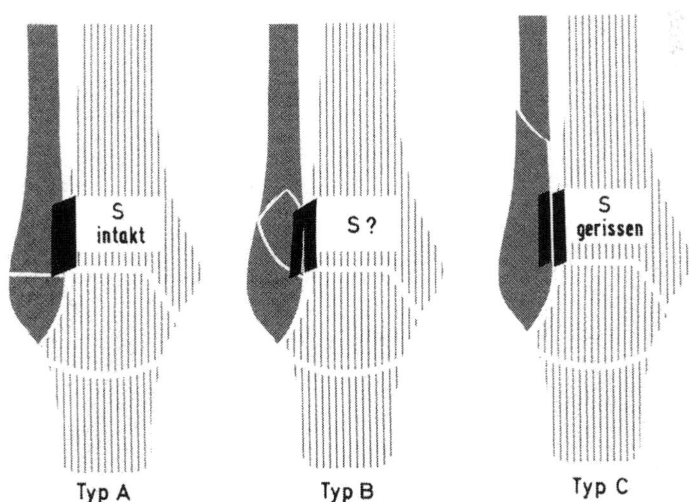


**Abb. 12.** Die Einteilung der Frakturen nach Weber (1966)

### *3.3.1 Typ* A *nach Weber*

Dieser, im Krankengut von Weber mit 18% seltenste Verletzungstyp ist nach Weber (1966) auf eine reine Supination oder Supination-Innenrotation zurückzuführen. Er entspricht am ehesten der Supinations-Adduktions-Fraktur nach Lauge-Hansen (1942). Je nach Graduierung der Verletzung kann sich die fibulare Läsion als Bandläsion, Abriß der Knöchelspitze oder querer Knöchelabriß unterhalb des Syndesmosenbandes zeigen (Abb. 13a–c). Begleitläsionen sind durch zusätzliche Quer- oder Meißelfraktur des Malleolus tibialis oder durch zusätzlichen mediodorsalen Abriß der Tibiahinterkante charakterisiert (Abb. 13d–f).

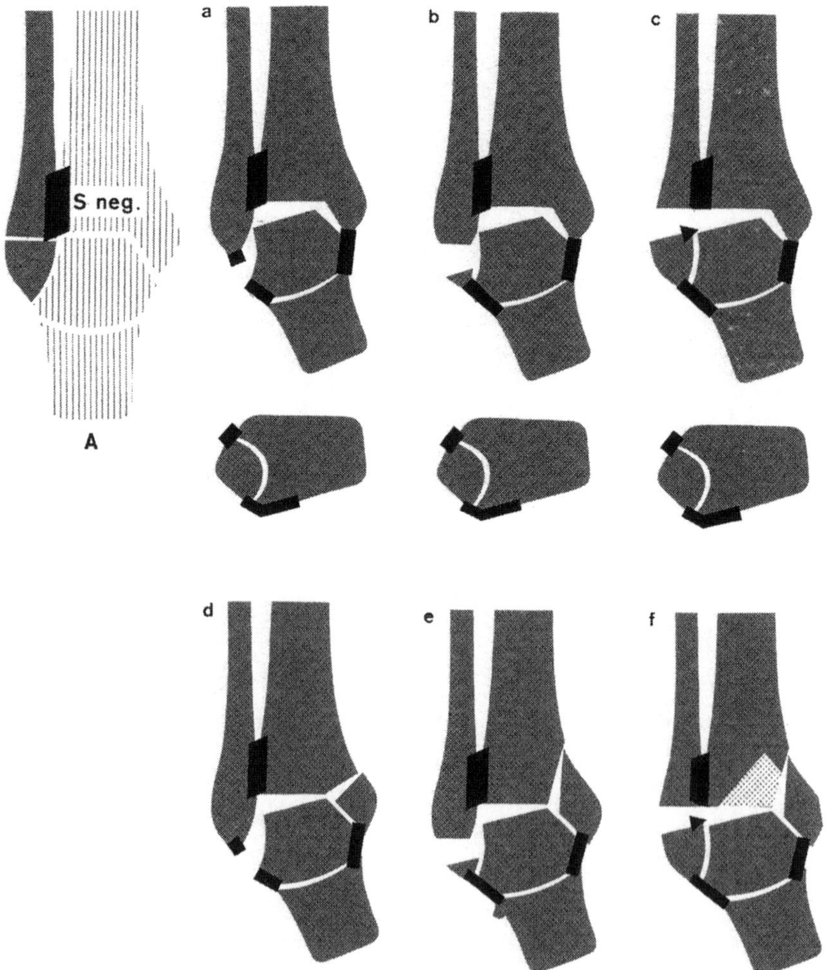


**Abb. 13a–f.** Typ Weber A und seine Begleitläsionen. (Aus Weber 1966)

### 3.3.2 *Typ* **B** *nach Weber*

Diese, im Krankengut von Weber mit 34% zweithäufigste Verletzungsform führt Weber (1966) auf Außenrotation des in Pro- und Supination befindlichen Fußes zurück, wobei er als Unfallursache bei häufig beobachteten Skiunfällen den Pronations-Außenrotations-Mechanismus favorisiert. In etwa entspricht der Typ Weber B dem Supinations-Eversions- bzw. Pronations-Abduktions-Mechanismus nach Lauge-Hansen (1942). Die Frakturierung der Fibula tritt in schräger oder spiraliger Form in Höhe der Syndesmose ein (Abb. 14). Zusatzfragmente können auftreten. Fakultativ ist die Syndesmose unverletzt, partiell oder komplett in sich bzw. knöchern an Tibia oder Fibula (Abb. 14a) ausgerissen. Begleitläsionen in Form eines Bandrisses des Lig. deltoideum (Abb. 14b), der knöchernen Abscherung des Innenknöchels (Abb. 14c) oder Hinterkantenläsionen variierenden Ausmaßes kommen vor.

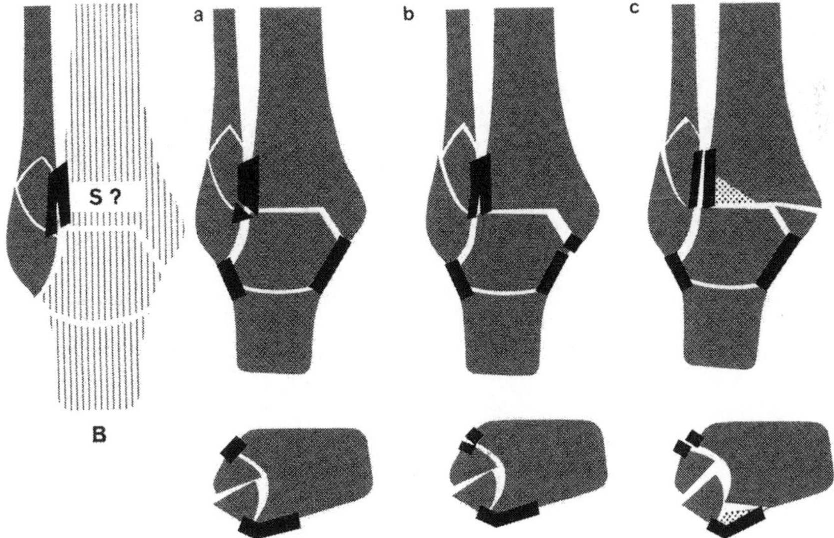


**Abb. 14a–c.** Typ Weber B und seine Begleitläsionen. (Aus Weber 1966)

*3.3.3 Typ* C *nach Weber*

Diese, im Krankengut von Weber mit 48% häufigste Verletzungsform stellt gleichzeitig auch die schwerste Form der Luxationsfrakturen dar. Weber (1966) führt die Frakturen der Gruppe C auf Außenrotation bei proniertem Fuß, Lateraltranslokation und gleichzeitige Stauchung zurück. In etwa ist der Typ C mit den Pronations-Eversions-Frakturen von Lauge-Hansen (1942) vergleichbar. Die Frakturlinie der Fibula liegt quer oder schräg, auch mit zusätzlichem Biegungskeil, stets oberhalb der Syndesmose. Die Syndesmose ist immer in sich oder knöchern ausgerissen. Das Spektrum der medialen Knöchelläsionen reicht über die einfache Bandruptur des Lig. deltoideum bis zum queren Knöchelabriß (Abb. 15a–c). Hinterkantenfragmente sind fast stets vorhanden. Das Tuberculum tibiale kann en bloc ausreißen (Abb. 15d), und bei bis weit nach proximal reichender Läsion der Membrana interossea frakturiert die Fibula (Abb. 15e) hoch subkapital (Typ Maisonneuve). Schließlich kann ein, klinisch als reine Gabelsprengung imponierender, kompletter Ausriß der Fibula aus dem Verbund mit der Tibia mit zusätzlicher Innenknöchelläsion vorliegen (Abb. 15f).

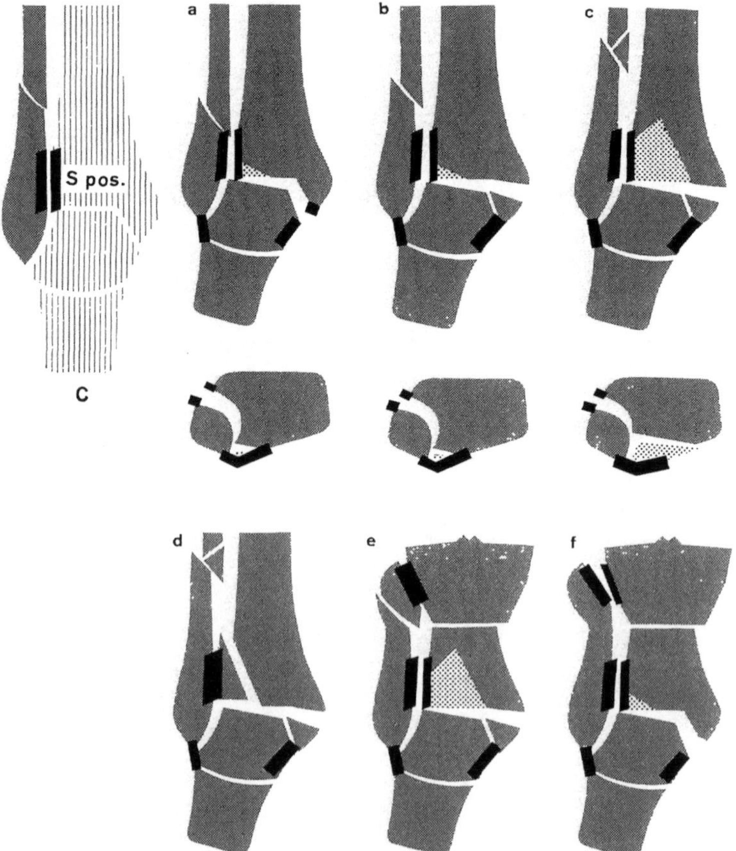


**Abb. 15a–f.** Typ Weber C und seine Begleitläsionen. (Aus Weber 1966)

## 3.4 Klassifizierung kindlicher Frakturen

Bedingt durch die Wachstumsfugen weist der kindliche Knochen pathologisch-anatomische Besonderheiten auf. Anders als bei den Frakturen des Erwachsenen sind die Läsionen des kindlichen Skeletts im Bereich der Epiphysenfugen lokalisiert. Dabei kommt es nicht zwangsläufig zu Läsionen allein an der Fuge selbst, in Form einer reinen Epiphysenlösung, sondern häufig widersteht die zähelastische Grenzschicht zwischen knorpeliger Umwandlung und primärer Verknöcherung den angreifenden Kräften. Dann kommt es zur Teillyse mit Aussprengung eines metaphysären Keils oder einer Fraktur der Epiphyse selbst, die auch über die Wachstumsfuge hinaus bis in die Metaphyse reichen kann.

Aitken (1936) klassifizierte die Epiphysenfugenverletzungen in 3 Schwerestadien:

*Aitken I* Epiphysiolyse und Teillyse mit metaphysärem Fragment
*Aitken II* Fraktur der Epiphyse bis zur Wachstumsfuge
*Aitken III* Fraktur durch Epiphyse und Wachstumsfuge mit metaphysärem Fragment (Abb. 16)

| | Epiphysenfraktur | | Epiphysenlösung | | |
|---|---|---|---|---|---|
| Salter | I | II | III | IV | V |
| Aitken | I | | II | III | IV |

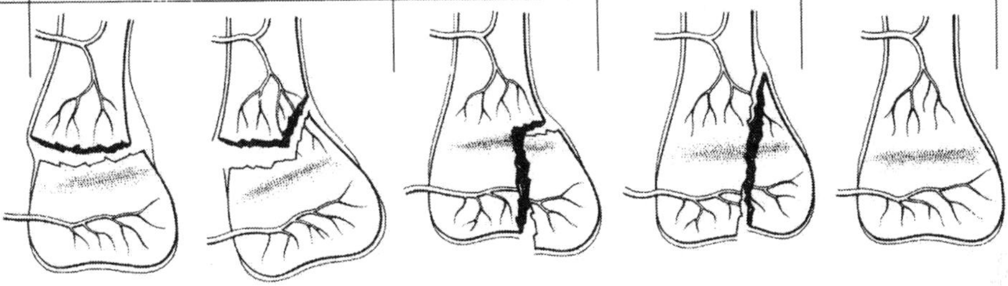

**Abb. 16.** Einteilung kindlicher Frakturen nach Salter und Aitken. (Aus Engelhardt 1984)

Praktische Bedeutung erlangt diese Einteilung im Hinblick auf die Prognose der kindlichen Frakturen. Die Blutversorgung der Epiphyse nämlich erfolgt im Wachstumsalter von 2–16 Jahren durch 3 Gefäßsysteme. Perichondrale Arteriolen, Anastomosen mit dem metaphysären Gefäßsystem und eine gesonderte epiphysäre Arterie, die beim Erwachsenen obliteriert ist, sind beteiligt. Bei den reinen Epiphysenlösungen und Teillysen mit metaphysärem Fragment werden weder die versorgende Arterie noch das Stratum germinativum der Epiphyse tangiert, so daß die Wachstumszone in der Regel keinen Schaden nimmt. Bei den epiphysiokartilaginären und bei den transepiphysiometaphysären Frakturen (Typ Aitken II und III) sind jedoch beide Strukturen geschädigt. Wachstumsstörungen und Fehlwachstum durch vorzeitigen Epiphysenschluß können die Folge sein.

Salter u. Harris (1963) haben die Einteilung von Aitken (1936) auf 5 Schweregrade erweitert. Sie bezeichnen die dislozierte Epiphysenlösung als Schweregrad I, Grad II, III und IV entsprechen der Stadieneinteilung von Aitken (1936) und als Schweregrad V führen sie die sog. „Crush“-Verletzung der Epiphyse ein. Bei dieser, durch reine Stauchung entstehenden Epiphysenquetschung sind Wachstumsstörungen häufig. Wegen Kontusion des Stratum germinativum schließt sich die Epiphysenfuge vorzeitig.

Nach Verrenkungstraumen finden sich am kindlichen Sprunggelenk *Epiphysiolysen* an Tibia und Fibula mit oder ohne Fibulafrakturen oberhalb der Syndesmose (Abb. 17a), *partielle tibiale Lysen mit metaphysärem Fragment* (Typ Aitken I) und Fibulafraktur (Abb. 17b), *partielle tibiale Lysen* (Abb. 17c, d) mit *epiphysärem Ausriß der Syndesmose* (sog. „Übergangsfraktur“) oder *epiphysärer Fraktur des Innenknöchels* (Typ Aitken II) sowie *transepiphysiometaphysäre Frakturen* (Typ Aitken III) des Innenknöchels meist mit fibularer Epiphysiolyse (Abb. 17e). Begleitende Band- oder Synsdesmosenrupturen sind selten.

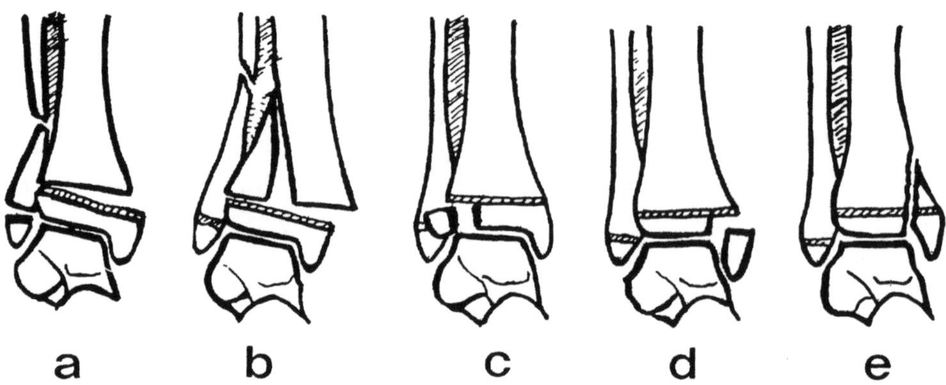


**Abb. 17a–e.** Frakturformen am kindlichen Sprunggelenk. (Nach Kuner 1980)

## 3.5 Die Bedeutung posttraumatischer Fehlstellungen der Knöchelgabel

Die Klassifizierung nach Weber (1966) verweist mit Recht auf die herausragende Bedeutung des Fibula-Syndesmosen-Komplexes für die Stabilität der Knöchelgabel und damit die Kongruenz des oberen Sprunggelenkes. Auch geringfügige Fehlstellungen am Außenknöchel führen zu einer Erweiterung der Malleolengabel. Die typische Verkürzung der Fibula bei den Frakturtypen Weber B und besonders Weber C führt zu einem vollständigen Mißverhältnis zwischen Incisura tibiae und Fibula, da der Außenknöchel nach distal hin am Umfang stark zunimmt (Abb. 18).

Die Fibula macht einen regelrechten Gabelschluß anatomisch unmöglich. Verkürzung und die obligatorisch begleitende Lateral- und Dorsalverschiebung des distalen Fibulafragmentes bedingen, daß der Talus wegen der Knöchelgabelverbreiterung seiner Seitenführung beraubt wird und in eine Valgussubluxationsstellung gerät. Bei zusätzlicher Syndesmosenverletzung sind die Auswirkungen auf die Weite der Gabel noch gravierender. Bei Rotation des Talus von $2^{\circ}$ um seine Längsachse fand Willenegger (1964) eine Reduktion der Gelenkkontaktfläche von 47%. Die Valgussubluxation des Talus muß als bedeutsame präarthrotische Deformität angesehen werden.

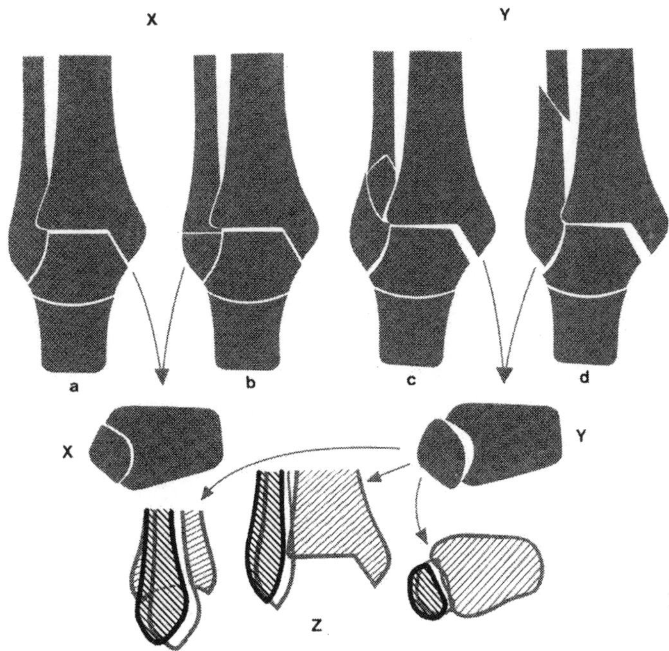


**Abb. 18a–d.** Inkongruenz der Knöchelgabel. Die verkürzte und verschobene Fibula paßt nicht mehr in die Incisura tibialis. Die Malleolengabel klafft. (Aus Weber 1966)

## 3.6 Gelenkinkongruenz und Belastung der Gelenkflächen

Töndury (1968) betont, daß während der einzelnen Bewegungsphasen bestimmte Bereiche der Talusrolle immer gleichartig belastet werden. Nach Greenwald et al. (1976) nimmt die Gelenkkontaktfläche unter Belastung in der Aufsicht eine annähernd rechtwinklige Form an, was mit den Untersuchungen zur Talusrollenform von Inman (1976) im Einklag steht. Auch die Gelenkflächen der Facies malleolaris tali beteiligen sich an der Druckaufnahme.

Riede et al. (1969, 1971a, b) entwickelten eine Methodik, die Gelenkkontaktflächen mit der Tuschiermethode nachzuweisen und konnten an Hand einer Modellfraktur zeigen, daß Verschiebungen des Außenknöchels von nur 1–2 mm die Kontaktflächen zwischen Talusrolle und Malleolengabel um 30–60% verkleinern. In ihren Untersuchungen zur Talusform (1971b) beschrieben sie, daß die bei jüngeren Menschen vorherrschende konkave Talusrolle mit einer noch drastischeren Reduktion der Gelenkkontaktflächen reagiert als die bei älteren Menschen überwiegende flache Form. Riede et al. (1971b, 1973) bestätigten die Wichtigkeit der Gabelstabilität für eine gleichmäßige Verteilung der Druckbelastung auf die Talusrolle und wiesen darauf hin, daß bei einer Ruptur der Syndesmose ab einer Gabelverbreiterung von nur 1 mm eine Reduktion der Kontaktflächen um 52,5% eintritt. Eine derartige Überbelastung im Bereich der verbleibenden Knorpelkontaktflächen führt zur mechanischen Destruktion der Knorpeloberfläche (Hackenbroch 1974; Refior u. Hackenbroch 1976).

Willenegger u. Weber (1965) sahen bei gestörter Biomechanik der Knöchelgabel, etwa durch eingeschränkte Beweglichkeit nach Verkalkung der Syndesmose, vermehrt posttraumatische Arthrosen und führten den Begriff der „Verstarrungsarthrose" ein.

## 3.7 Arthrosefördernde Noxen des Gelenkknorpels

Nicht nur anatomische und funktionelle Inkongruenzen des oberen Sprunggelenkes stellen auslösende Faktoren für eine Arthrose dar (Cotta 1976). Der Gelenkknorpel selbst kann durch physikalische und chemische Einwirkungen nachhaltig geschädigt werden. Im Normalfall befindet sich das synoviale System im Gleichgewicht. Aktive Syntheseleistung in die Knorpelzelle erfolgt durch Diffusion, und somit sind Stoffwechselfunktion, Aufbau, Umbau und Oberflächenbeschaffenheit des Gelenkknorpels letztendlich von Bewegung und Belastung des Gelenkes innerhalb physiologischer Grenzen abhängig. Mathiass u. Glupe (1966) konnten zeigen, daß auch eine dauernde Entlastung zu Knorpelschäden führt.

Verständlicherweise stellen direkte Traumen mit Knorpelabscherungen oder osteochondralen Defekten empfindliche Läsionen dar, auf deren Boden sich ein frühzeitiger Verschleiß entwickeln kann. Daß aber auch klinisch und röntgenologisch nicht faßbare Knorpelkontusionen einen Einfluß auf die Arthrosegenese haben müssen, muß als wahrscheinlich angenommen werden.

Im Tierexperiment konnten Dustmann et al. (1971) zeigen, daß bei andauernder, intraartikulärer Hämatombildung, und besonders bei zusätzlicher Ruhigstellung, mit Knorpelschäden zu rechnen ist. Beim Gelenkinfekt schließlich wird der Knorpel durch proteolytische Enzyme aus Leukozyten und zugrundegehenden Knorpelzellen geschädigt (Ziff et al. 1960; Puhl 1971). Da die immer gleichzeitig entzündlich mitgeschädigte Synovia nicht mehr in der Lage ist, die ausreichende Ernährung des Knorpels aufrechtzuerhalten, finden sich in der Folge eines Gelenkempyems häufig schnell fortschreitende Verlausformen einer schmerzhaften Arthrose, die zur Durchführung einer Arthrodese Anlaß geben.

Besonders Instabilitäten und Inkongruenzen haben aber zur Folge, daß sich auf der verbleibenden Gelenkfläche die Belastung erhöht und ein Überlastungsschaden des Gelenkknorpels eintritt. Daß bleibende Stufenbildungen insbesondere an der Tibiahinterkante zu einem vorzeitigen Gelenkverschleiß führen müssen, bedarf keiner besonderen Erwähnung. Bereits geringe Unstimmigkeiten im hochbelasteten laterodorsalen Gelenkkompartiment müssen als präarthrotische Deformitäten angesehen werden und führen zu einer Überlastungs- bzw. Preiser-Inkongruenzarthrose (1908). [Riede u. Schweizer (1973) und Riede u. Hehne (1978)]. Riede (1973, 1978) weist darauf hin, daß lediglich beim kindlichen Knorpel mit einer Adaptationsfähigkeit durch Hypertrophie der Knorpelzellen gerechnet werden kann. Form und Anordnung der Chondrozyten ändern sich beim Erwachsenen nicht mehr. Die Knorpelzellen jugendlicher Erwachsener von 30 Jahren wiesen bereits die gleiche „blasige Degeneration" auf wie im senilen Untersuchungskollektiv 80jähriger. Eine Frakturbehandlung mit dem Anspruch einer vollständigen Wiederherstellung darf daher nicht die kleinste anatomische Unregelmäßigkeit oder Stufenbildung am Außenknöchel, der Knöchelgabel und an den Tibiakanten tolerieren.

# 4 Operative Behandlung der Malleolarfrakturen

Die anatomische Rekonstruktion der Knöchelgabel und die übungsstabile Fixation der Knochenfragmente läßt sich nur durch operative Maßnahmen erreichen. Unter der Sicht des Auges werden die Bruchstücke stufenfrei ineinandergepaßt, unter Kompression gesetzt und durch geeignete metallische Implantate stabilisiert. Ziel ist eine übungsstabile Osteosynthese, die den Redislokationen verursachenden Muskelkräften standhält, bis die knöcherne Heilung der Fraktur eingetreten ist. Gegenüber den unbestreitbaren Vorteilen einer exakten Wiederherstellung und gipsfreien Nachbehandlung darf das allgemeine Narkose-, Operations- und Infektionsrisiko allerdings nicht unerwähnt bleiben.

## 4.1 Erstmaßnahmen der Frakturversorgung

Wichtigste Erstmaßnahmen am Unfallort oder spätestens beim Eintreffen in der Klinik sind die grobe Reposition stark dislozierter Frakturen durch einfachen Längszug und anschliessende Schienung in nicht zu stark aufgeblasener pneumatischer Schiene, die heute zur Grundausstattung eines jeden Rettungs- oder Notarztwagens gehört. Der frakturbegleitende Weichteilschaden kann dadurch gemindert werden, und Ischämiereaktionen der Haut durch herausstehende Fragmente lassen sich verhindern. Offene Frakturen müssen steril abgedeckt werden und dürfen erst im Operationssaal wieder geöffnet werden.

## 4.2 Klinische und radiologische Diagnostik

Eine sorgfältige klinische Untersuchung mit Dokumentation des lokalen Weichteilschadens, der Haut- und Durchblutungsverhältnisse und evtl. vorhandener, sensibler oder motorischer Ausfälle gehört neben Standardröntgenaufnahmen des oberen Sprunggelenkes in 2, oder besser in 3 Ebenen zur Basisdiagnostik. Gehaltene Aufnahmen sind nur in Fällen mit unklaren Bandläsionen erforderlich. Bei fehlender Läsion des Außenknöchels enthüllt oft eine zusätzliche Unterschenkelaufnahme eine hohe Fibulafraktur vom Typ Maisonneuve.

Die Labordiagnostik umfaßt Blutbild, Elektrolytstatus und Blutzuckerbestimmung. Röntgendiagnostik des Thorax und Elektrokardiogramm sind nur bei Patienten über 60 Jahren oder auffälliger, internistischer Anamnese obligat.

## 4.3 Indikationsstellung zur Operation

Wir sehen in jeder Luxationsfraktur des oberen Sprunggelenkes eine Notfallindikation und streben eine primäre, operative Frakturversorgung an. Auch bei offenen oder bei Frakturen mit primär gravierendem Weichteilschaden ist die Primärversorgung angezeigt. In diesen

Fällen darf ein primärer Wundverschluß nicht erzwungen werden. Knochen und Implantate müssen mit den vorhandenen Weichteilen und abschließend mit einer Polyurethanfolie gedeckt werden. Der definitive Hautverschluß erfolgt erst nach Rückgang der Schwellung sekundär mit Spalthaut.

Kontraindikationen für eine Primärversorgung sind lediglich eine manifeste kardiale Dekompensation, ein entgleister Diabetes mellitus und ein deutliches Überschreiten der 6- bis 8-h-Grenze. In diesen Fällen erfolgt die operative Versorgung frühsekundär nach 5–8 Tagen. Hohes Alter und reduzierter Allgemeinzustand verbieten die Operation generell nicht, da gerade mit der Möglichkeit der frühen postoperativen Mobilisierung bei dieser Patientengruppe mit einem komplikationsfreien Heilverlauf gerechnet werden darf. Zudem ist die allgemeine Belastung des in Spinalanästhesie und regionaler Blutsperre durchgeführten Eingriffs gering. Eine konservative Frakturbehandlung führen wir lediglich bei den völlig unverschobenen und nicht repositionsbedürftigen Außenknöchelfrakturen vom Typ Weber A durch.

### 4.3.1 Operationsindikation bei kindlichen Frakturen

Absolut anatomische Reposition und „wasserdichter" Verschluß der epiphysären Fragmente durch Kompression sind Voraussetzung für eine primäre Knochenheilung. Kallusbildung im interepiphysären Frakturspalt hingegen, wie bei jeder sekundären Frakturheilung nach konservativer Therapie, führt zur Ausbildung einer Knochenbrücke zwischen Epi- und Metaphyse, die eine Epiphysiodese und Wachstumsstillstand im betroffenen Bezirk zur Folge hat. Da der unverletzte Epiphysenanteil weiter wächst, sind erhebliche Achsenfehlstellungen die Folge. Die bei sekundärer Knochenheilung zu beobachtende Hyperämie führt zudem nach kurzer Zeit zu einer einseitigen Stimulation des Längenwachstums (Trueta 1957) und Beinlängendifferenzen. Goff (1960) und Weber (1964) berichten über hyperämiebedingten, vorzeitigen Schluß der Wachstumsfuge. Wir betrachten daher dislozierte Epiphysenfrakturen vom Typ Aitken II und III, bei denen sowohl Epiphyse selbst und Gelenkfläche frakturiert sind, als *absolute* Operationsindikationen.

Ebenso behandeln wir Instabilitäten der Malleolengabel operativ. Häufig stellen sich jedoch auch beim Typ Aitken I Indikationen zur Operation, und zwar immer dann, wenn in den Frakturspalt *eingeschlagenes Periost* ein Repositionshindernis darstellt, oder wenn eine anatomische Stellung im Gipsverband nicht zu halten ist. Beim Übergang in das Erwachsenenalter handhaben wir die Indikationsstellung zur operativen Therapie freizügiger.

## 4.4 Spezielle operative Technik

Als operative Zugangswege zum Außen- und Innenknöchel bevorzugen wir gerade, dorsolaterale bzw. dorsomediale Hautschnitte. Über sie gelangt man direkt auf den Knochen. Lateral ist auf den Ast des N. fibularis superficialis zu achten, dessen Läsion unangenehme Gefühlsstörungen am Außenknöchel und Fußrücken hervorruft.

Begonnen wird immer mit der Versorgung der fibularen Läsion. Der Frakturbereich wird unter weitestgehender Schonung des Periosts dargestellt, der Frakturspalt nur sparsam von Periost befreit, und das Frakturhämatom ausgeräumt. Durch Zug und Gegenzug erfolgt die millimetergenaue Reposition der Fragmente, und die passagere Stabilisierung des Repositionsergebnisses wird durch spezielle Haltezangen oder eingebohrte Kirschner-Drähte erreicht. Kleinere Hinterkantenfragmente reponieren sich dabei durch Anspannung des Syndesmosenbandes von selbst. Bei zusätzlicher Innenknöchelläsion kann das in den Frakturspalt eingeschlagene Lig. deltoideum ein Repositionshindernis darstellen, so daß zuerst die mediale Läsion versorgt werden muß.

Willenegger u. Weber (1963, 1965) haben in der Arbeitsgemeinschaft für Osteosynthesefragen (AO) aus der Vielzahl der zur Verfügung stehenden Implantate geeignete Osteosynthesematerialien für die einzelnen Knöchelregionen empfohlen und standardisierte Operationsverfahren in der „Technik der operativen Frakturenbehandlung" (1963) und im „Manual der Osteosynthese" (Müller et al. 1969, 1977) beschrieben.

### 4.4.1 *Stabilisierung der fibularen Läsionen*

An der Fibula verwenden wir fast ausschließlich die Drittelrohrplatte, meist in Kombination mit einer Zugschraube. Aufgrund der leichten Verformbarkeit läßt sich dieser Plattentyp den Konturen des Außenknöchels gut anpassen, verfügt aber gleichzeitig über genügend Stabilität, um den auftretenden Belastungen widerstehen zu können. Zunächst wird die exakt reponierte Fraktur mit einer schräg verlaufenden Zugschraube unter Kompression gesetzt, und anschließend die vorgeformte Platte als Neutralisationsplatte angebracht (Abb. 19b). Wegen der besseren Weichteildeckung und der optimierten Abstützung des distalen Außenknöchels sehen wir Vorteile in der *dorsolateralen* Plattenlage. Dabei sollten im proximalen 6, und im distalen Fragment 4–6 Cortices sicher mit Schrauben gefaßt werden.

Bei den seltenen, ausgedehnten Trümmerzonen wird eine primäre Auffüllung mit autogener Spongiosa vorgenommen, die sich vom gleichen Zugang her aus der distalen Tibia

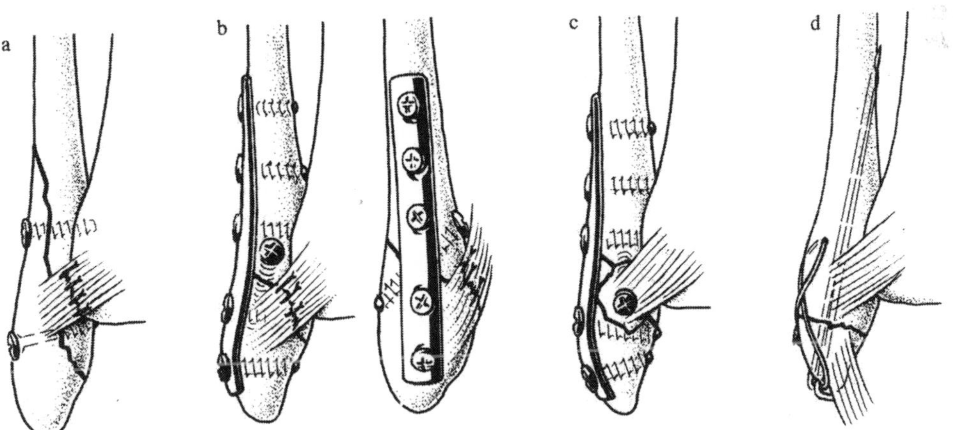


**Abb. 19a–d.** Möglichkeiten zur Stabilisierung der fibularen Läsionen. (Aus Heim u. Pfeiffer 1972)

gewinnen läßt. Quere Abrißfrakturen der Knöchelspitze werden in Form einer Zuggurtungsosteosynthese (Weber 1964b) und 2 parallel eingebohrten Kirschner-Drähten und Cerclagendraht (Abb. 19d) unter Kompression refixiert. Jede Bandläsion wird mit resorbierbarem Nahtmaterial in überwendlicher Nahttechnik versorgt.

### *4.4.2 Stabilisierung der tibialen Läsionen*

Die tibialen Läsionen treten abgestuft als reine Bandruptur des Lig. deltoideum, als quere Abrißfraktur der Innenknöchelspitze und als Abbruch des gesamten Innenknöchels mit querem oder senkrechtem, wie abgemeißelt erscheinendem Verlauf der Frakturlinie auf. Erzeugt die Bandruptur nachweisbare Instabilität der Knöchelgabel, wird der Innenbandapparat durch direkte Naht rekonstruiert. Kleinere Innenknöchelfragmente lassen sich vorteilhaft mit der Zuggurtungsosteosynthese unter Kompression wieder befestigen (Abb. 20c, d).

Für die Refixation des komplett abgerissenen Innenknöchels eignen sich 1 oder 2 4,0-Spongiosaschrauben oder Malleolarschrauben in schräger (Abb. 20a), bei den Meißelfrakturen in horizontaler Verlaufsrichtung. Die Kirschner-Drähte oder -Schrauben müssen den Frakturspalt senkrecht kreuzen, weil sonst bei Beginn der Kompression eine Fragmentverschiebung nach kranial eintritt. Eine ausreichende Anpressung des Innenknöchels ist erforderlich, da die Innenknöchelläsionen wegen des erheblichen Bandzuges zur pseudarthrotischen Verheilung neigen.

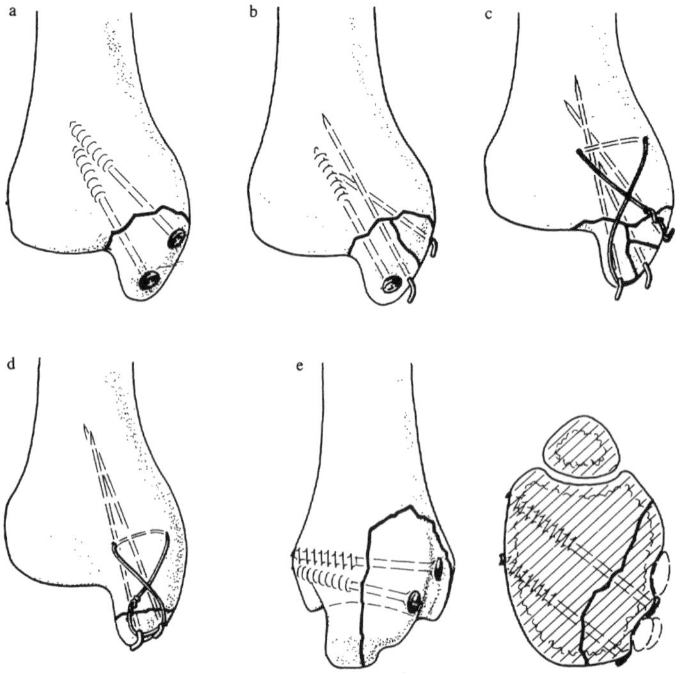


**Abb. 20a–e.** Möglichkeiten zur Stabilisierung des Innenknöchels. (Aus Heim u. Pfeiffer 1972)

*4.4.3 Stabilisierung der dorsalen Tibiakantenläsionen*

Bereits durch Wiederherstellung der lateralen Gelenkkongruenz nach Osteosynthese der Fibula reponiert sich ein großer Teil der lateralen Kantenfragmente selbsttätig. Ohne gesonderte Inzision gelingt die Stabilisierung nur durch indirekte Verschraubung des Fragmentes von anteromedial mit 4,0-Spongiosaschrauben in den meisten Fällen (Abb. 21). In der Regel werden einige Gewindegänge vorgeschnitten, und bei kleinen Fragmenten werden die Gewindegänge der Spongiosaschrauben auf der Breite des Kantenfragmentes durch Abkneifen gekürzt.

Die Beurteilung einer exakten Reposition des Hinterkantenfragmentes ist vom medialen Zugang schwierig und häufig nur unter Zuhilfenahme einer intraoperativen Röntgenaufnahme möglich. Bei gleichzeitiger Syndesmosenruptur weist Weber (1981) auf die Möglichkeit hin, *vor der Osteosynthese der Fibula* das distale Fibulafragment nach außen zu rotieren, um mit direkter Sicht auf die Inzisur das Kantenfragment zu reponieren und von anterolateral zu verschrauben. Heim (1982) favorisiert den gesonderten, technisch schwierigeren Zugang von dorsal. Er verschraubt auch kleinere Kantenfragmente wegen der günstigeren Biomechanik direkt von dorsal (Abb. 21c). Die seltenen mediadorsalen Kantenfragmente sind leichter zu reponieren und direkt zu verschrauben (Abb. 20c).

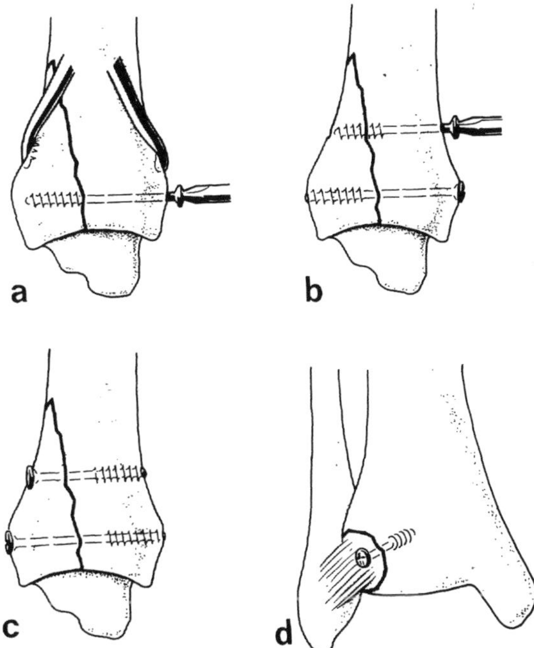


**Abb. 21a–d.** Technik der indirekten Versorgung eines Hinterkantenfragmentes. (Aus Heim u. Pfeiffer 1972)

### *4.4.4 Stabilisierung der tibiofibularen Bandhaft*

Schalenförmige Ausrisse der hinteren Syndesmose legen sich bei Wiederherstellung der Fibula an die Hinterkante an. Da die tibiale Gelenkfläche nicht tangiert wird, erübrigt sich eine gesonderte Stabilisierung.

Von besonderer Bedeutung für die Festigkeit und den Formschluß der Malleolengabel ist allerdings die subtile Rekonstruktion von Verletzungen des vorderen Syndesmosenbandes. Läsionen kommen als interligamentärer Riß, Abriß am Knochen und Ausriß des Tuberculum tibiale anterius in Form des ventralen Kantenfragmentes vor. Bandläsionen werden mit überwendlicher Nahttechnik oder Einzelknopfnähten (Abb. 22a) versorgt und bei direktem Abriß die Fäden durch v-förmig gesetzte Bohrkanäle am Knochen (Abb. 22b–d) befestigt. Größere knöcherne Ausrisse werden fugenlos eingepaßt und mit Schrauben angepreßt (Abb. 19c, 22e). Bei dünneren Knochenschalen müssen Unterlegscheiben verwandt werden.

Eine suprasyndesmale Verschraubung als „Stellschraube" zur Sicherung der Syndesmosennaht verwenden wir nur in Ausnahmefällen wegen der Gefahr der Verstarrungsarthrose. Indikationen sehen wir nur noch bei Totalzerreißungen der Syndesmose und Membrana interossea mit nachgewiesener Instabilität der Knöchelgabel. In jedem Fall muß eine solche Sicherungsschraube spätestens nach 6–8 Wochen entfernt werden.

### *4.4.5 Versorgung von Zusatzläsionen*

Bei jeder Osteosynthese wird das Gelenk sorgfältig inspiziert und gespült. Kleinere Knorpelabscherungen an den Taluskanten lassen sich auf diese Weise entfernen. Große Knorpel-

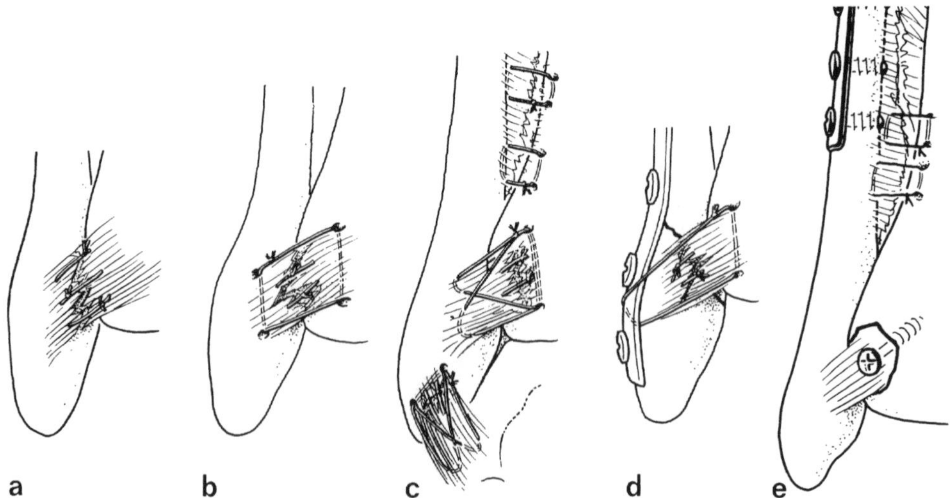


**Abb. 22a–e.** Techniken zur Versorgung von Syndesmosenrupturen. (Aus Heim u. Pfeiffer 1972)

abscherungen können durch Fibinklebung wieder eingepaßt werden, und bei subchondralen Impressionen wird die Unterfütterung mit Spongiosa notwendig. Bei sichtbaren Kontusionen wird der Gelenkknorpel angefrischt und geglättet.

### *4.4.6 Operationstechnik bei kindlichen Frakturen*

Kindliche Frakturen werden stets mit einem minimalen Aufwand an Osteosynthesematerialien (Abb. 23) und mit maximaler Schonung von Weichteilen und Periost versorgt. Kirschner-Drähte und Schrauben kommen daher bevorzugt zum Einsatz.

Das fast immer in den Bruchspalt eingeschlagene Periost muß vorsichtig befreit und dem Knochen wieder angelagert werden. Kurze Drittelrohrplatten werden nur ausnahmsweise zur Stabilisierung suprasyndesmaler Fibulafrakturen (Abb. 23d) verwandt. Die Epiphysenfuge darf nicht tangiert werden.

Zur epiphysenübergreifenden Fixation (Abb. 23c, d) dürfen lediglich Kirschner-Drähte verwendet werden (Siffert 1956). Sie müssen die Fuge stets senkrecht kreuzen und parallel verlaufen, damit keine Sperrwirkung auftritt. Schrauben dürfen die Epiphysenfuge nicht kreuzen, da die von ihnen ausgeübte Kompression zu einer Epiphysiodese führen würde (Weber 1964a).

Zur Versorgung von epiphysären oder epiphyseometaphysären Fragmenten dagegen sind Schrauben das geeignetste Osteosyntheseverfahren (Abb. 23a, b). Nach stufenfreier Reposition unter der Sicht des Auges werden die gelenktragenden, epiphysealen Fragmente mit einzelnen 4,0-Spongiosaschrauben verschraubt und unter Kompression gesetzt. Die Schraube muß stets parallel zur Wachstumsfuge verlaufen und die Lage wird intraoperativ unter Durchleuchtung kontrolliert. Nur wenn die Osteosynthese durch „wasserdichte"-Adaptation der Fragmente die Voraussetzungen für eine primäre Knochenheilung schafft, kann eine Abheilung ohne Wachstumsstörungen erwartet werden.

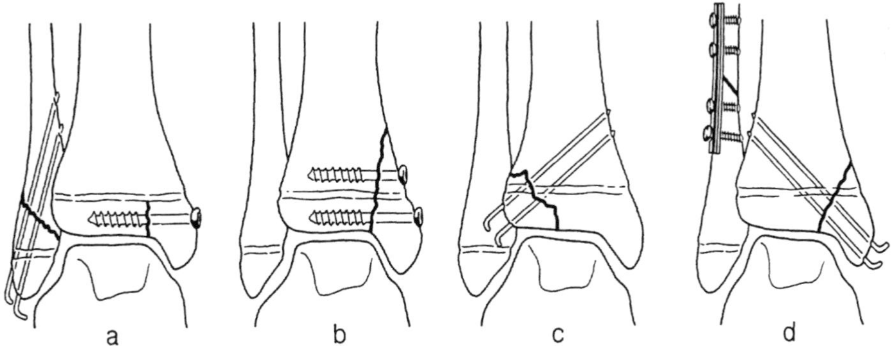


**Abb. 23a–d.** Osteosyntheseverfahren bei kindlichen Frakturen. (Nach Kuner 1980)

### 4.5 Postoperative Behandlung

Nach Beendigung der Hautnaht mit feinem atraumatischen Nahtmaterial wird noch im Operationssaal ein gepolsterter U-Gips in rechtwinkliger Stellung des Fußes angelegt und das Bein in einer Ewerwahn-Schiene hochgelagert. Bereits ab dem Operationstag wird der Patient zu eigentätigen Zehenbewegungen angehalten. Nach Verbandswechsel und Entfernung der Redondrainagen am 2. postoperativen Tag beginnen eigentätige Übungen unterstützt mit aktiven, assistierten Übungen durch die Krankengymnastik (Abb. 24a, b). Der U-Gips wird nur noch zur Nacht angelegt.

Ab dem 4. postoperativen Tag wird der Patient mit Gips mobilisiert. Erst wenn eine aktive Dorsalflexion von mindestens $10^{\circ}$ erreicht ist, wird ein Unterschenkelgehgipsverband (Weiss u. Schmit-Neuerburg 1982) für 4–6 Wochen, je nach Ausmaß der begleitenden Bandläsionen, angelegt. Wenn keine gravierenden Bandverletzungen versorgt worden sind, die Weichteile reizlos sind und Kooperation vom Patienten erwartet werden kann, wird eine rein funktionelle Nachbehandlung durchgeführt.

Mit der Gipsabnahme wird die Krankengymnastik bis zur Wiedergewinnung der freien Funktion ambulant fortgesetzt. Klinische und radiologische Kontrollen des Heilungsergebnisses sind nach 6, 10 und 16 Wochen, sowie nach 6 und 12 Monaten vorgesehen. Die Entfernung des Osteosynthesematerials wird bei jüngeren Patienten nach 12–18 Monaten empfohlen.

Kindliche Frakturen werden stets 4 Wochen im Unterschenkelgehgips ruhiggestellt. Die Entfernung von Kirschner-Drähten und -Schrauben erfolgt spätestens nach 12 Wochen, bei epiphysenübergreifender Fixation nach 6 Wochen. Röntgenkontrollen zunächst in 3monatigen Abständen müssen auch die gesunde Seite einbeziehen, um beurteilen zu können, ob nach einem Wachstumsschub Längendifferenzen aufgetreten sind. Einem Vorschlag von Blount (1957) folgend, verordnen wir Fernaufnahmen, bei denen beide Unterschenkel auf einer Röntgenplatte dargestellt sind.

Bei Patienten mit nachgewiesenem Knorpelschaden, in letzter Zeit auch bei Patienten mit trimalleolären Frakturen, ist eine wirksame Entlastung bzw. dosierte Teilbelastung für

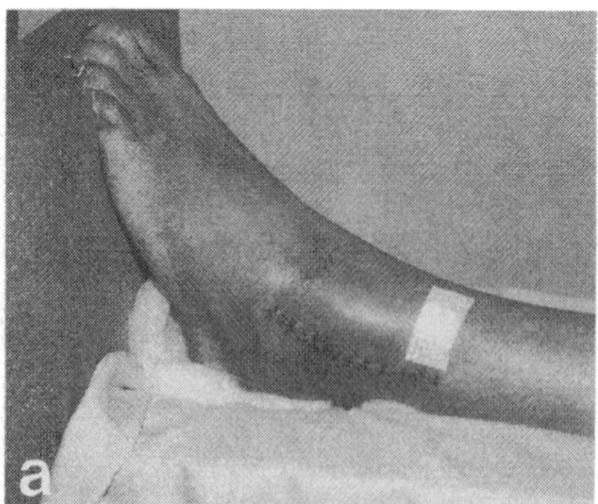


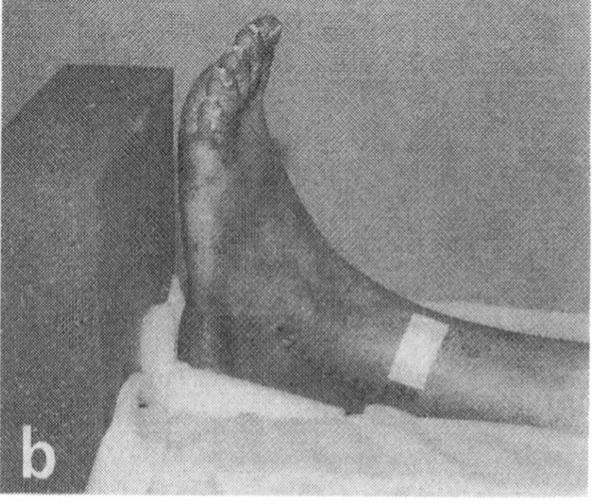


**Abb. 24a, b.** Postoperative Bewegungsübungen ab dem 2. Tag nach Entfernung der Drainagen

einen Zeitraum von 3–4 Monaten notwendig (Hanke u. Schmit-Neuerburg 1985). Wir verordnen einen modifizierten Allgöwer-Entlastungsapparat mit dynamischer Teilbelastungsvorrichtung nach Wenzl-Röck, dessen lastaufnehmende Beinschalen maßgerecht nach Gipsabdruck in Vakuumtiefziehtechnik (Witzel 1985) hergestellt werden.

Bei allen auf der Hand liegenden Vorteilen der funktionellen Nachbehandlung bleibt zusammenfassend festzustellen, daß der Schlüssel für die Verbesserung der Behandlungsergebnisse in einer liebevollen, handwerklich soliden und anatomisch exakten operativen Rekonstruktion der Knochen- *und* Bandstrukturen des oberen Sprunggelenkes liegt.

### *4.5.1 Die Nachbehandlung mit dem maßgefertigten, modifizierten Gehapparat nach Allgöwer mit dynamischer Teilbelastung nach Wenzl/Röck (Abb. 25a–s)*

Die Behandlung mit vorgefertigten, in mehreren Größen zur Verfügung stehenden Gehapparaten (a) zeigte bei unseren Patienten keine zufriedenstellenden Ergebnisse. Die derartig versorgten Patienten klagten aufgrund mangelnder Paßgenauigkeit häufig über Druckstellen, Engegefühl und Blutumlaufsstörungen mit venösem Stau (b), wenn sie den Apparat ausreichend fest angeschnallt hatten. Die nur mäßige Anlegedisziplin konnte in vielen Fallen nach einer Tragedauer von 3 Monaten an fast völlig neu aussehenden Abrollgummis abgelesen werden (c).

Überzeugt von den prinzipiellen Vorteilen einer passageren, postoperativen Knorpelentlastung wurde das Fertigmodell in Zusammenarbeit mit dem Orthopädiemechaniker modifiziert. Individuell nach Gipsmodell (d) werden die lastaufnehmenden Schalen in moderner Vakkumtiefziehtechnik (e) maßgefertigt und anmodelliert (f). Dieses Herstellungsverfahren ermöglicht eine exakte und schnelle Fertigung innerhalb von 2–3 Tagen zu vertretbaren Kosten.

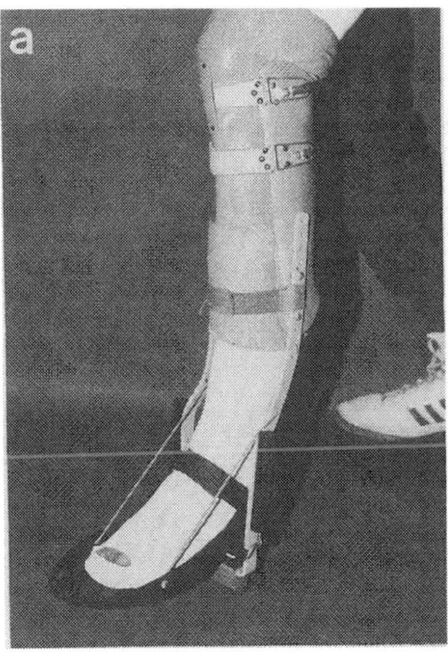


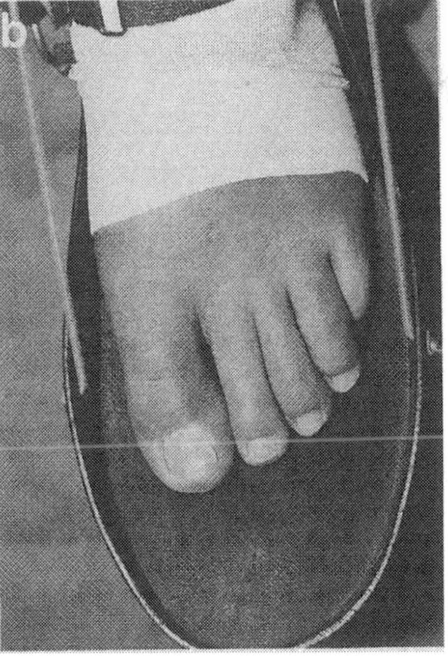


**Abb. 25a, b**

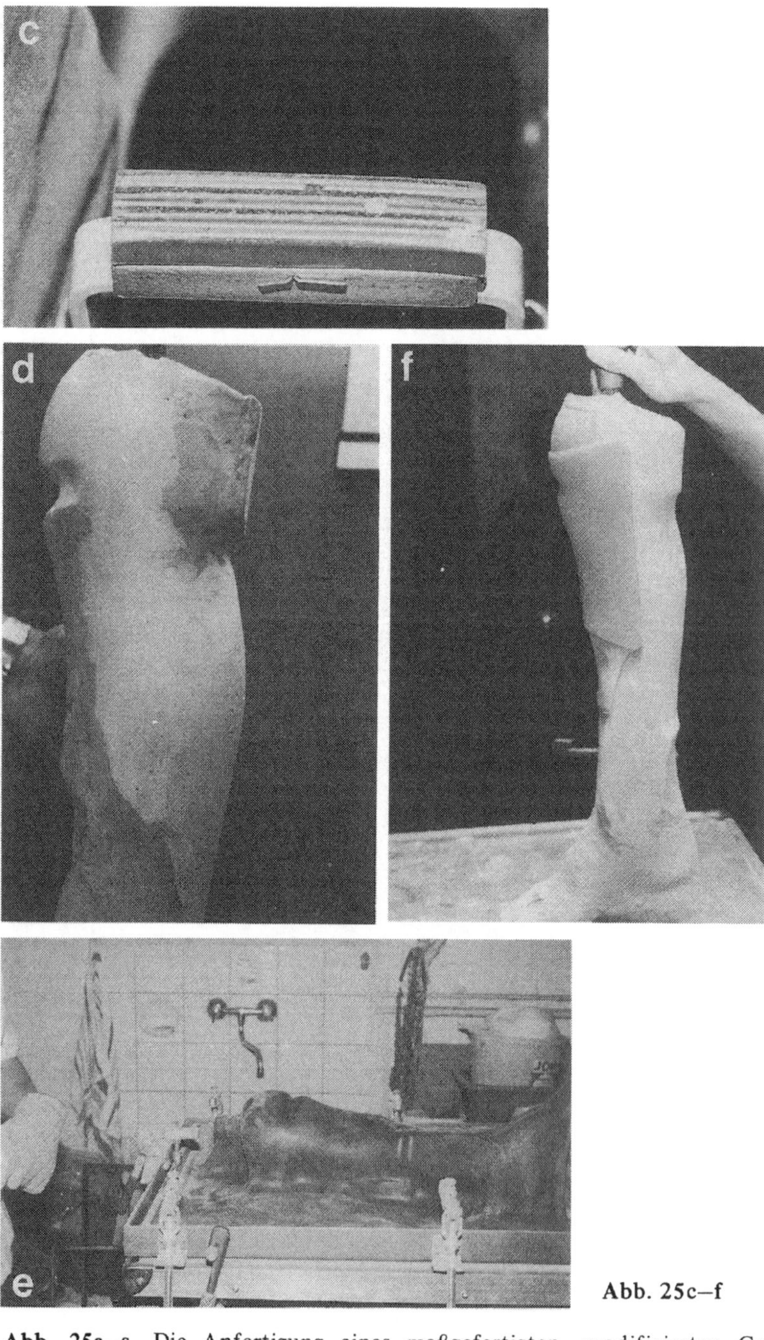


Abb. 25c–f

**Abb. 25a–s.** Die Anfertigung eines maßgefertigten, modifizierten Gehapparates nach Allgöwer mit dynamischer Teilbelastungsvorrichtung nach Wenzl/Röck

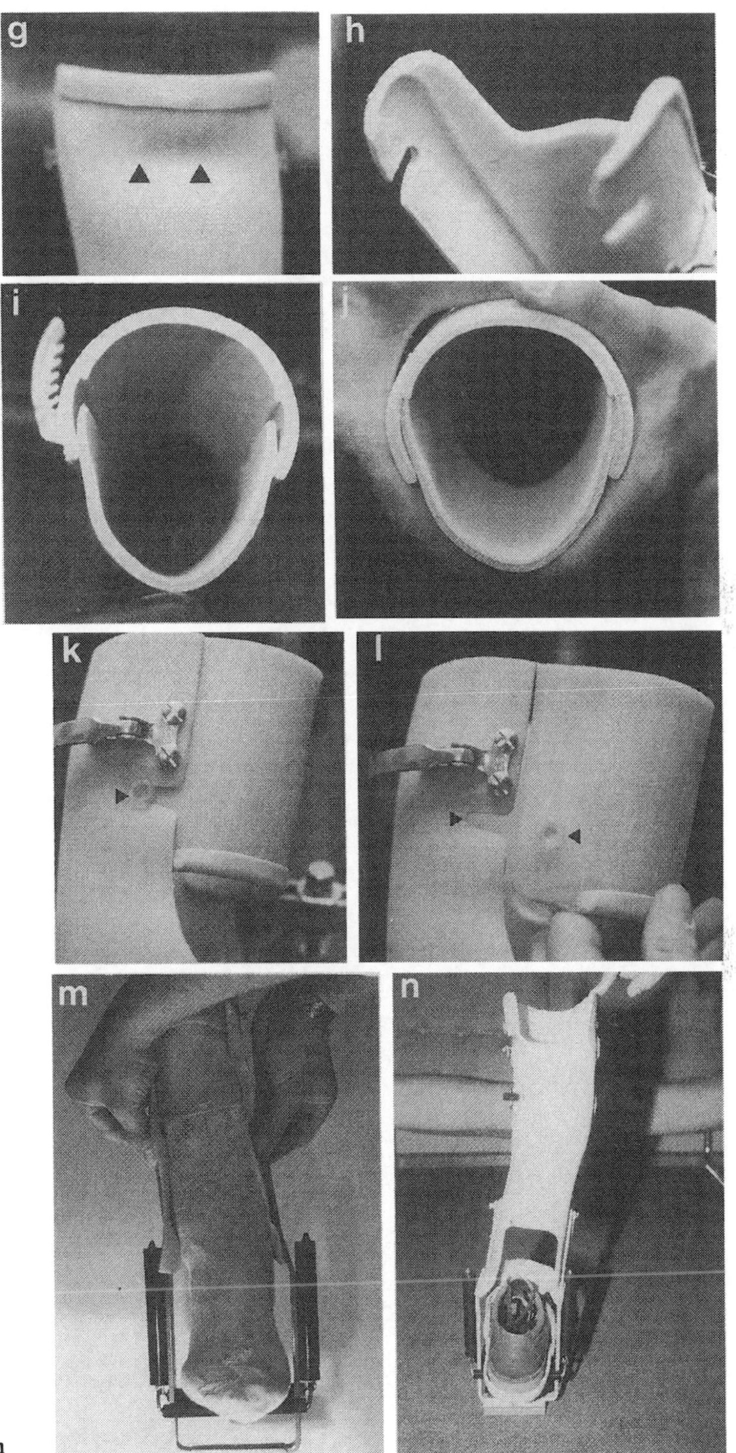


Abb. 25g–n

Die Lastaufnahme erfolgt nach dem PTB-(Patella-tendon-bearing-)Prinzip (g). Kanten werden durch herumgezogene Polsterung entschärft (d). Absolut stufenfreie Passung der Halbschalen gewährleisten guten Sitz und Tragekomfort und verhindern Druckstellen (i, j).

Begrenzungsnocken (k, l) verhindern übermäßige Kompression des Beines und venöse Stase aufgrund zu stark angespannter Verschlußschnallen. Die bewährte Teilbelastungsvorrichtung nach Wenzl et al. (1984) mit austauschbaren Belastungsfedern zwischen 10 und 35 kp wird noch am Gipsmodell gemäß den anatomischen Verhältnissen des Patienten angepaßt und ausgerichtet (m, n).

Es resultiert ein extrem leichter Entlastungsapparat mit hervorragender anatomischer Paßform und hohem Tragekomfort (o, p). Der Gehapparat ermöglicht ein stockfreies Gehen (r) und gewährleistet eine sichere Einhaltung der Teilbelastung in Abhängigkeit von der ausgewählten Belastungsfeder (s). Nachuntersuchungen haben gezeigt, daß die maßgefertigten Apparate über den verordneten Zeitraum von den Patienten konsequent getragen wurden.

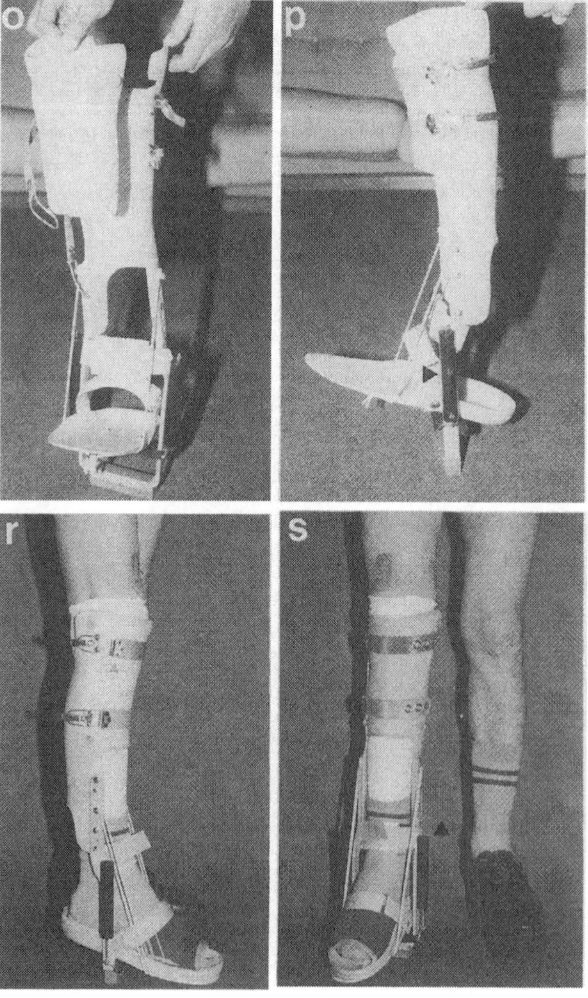


Abb. 25o–s

# 5 Auswertung des eigenen Krankengutes (1976–1982)

## 5.1 Methodik

Von 1976–1982 wurden an der Abteilung für Unfallchirurgie des Universitätsklinikums Essen 506 Patienten mit Luxationsfrakturen des oberen Sprunggelenkes behandelt. In das Nachuntersuchungskollektiv wurden lediglich operativ behandelte, in den Typ Weber A, B und C eingeteilte Frakturen und kindliche Luxationsfrakturen aufgenommen, von denen auswertbare klinische und röntgenologische Erstbefunde vorlagen. Folgende Patienten mußten ausgeschlossen werden (Tabelle 1).

Die konservative Frakturbehandlung am oberen Sprunggelenk führen wir nur bei vollständig unverschobenen Frakturen vom Typ Weber A durch. Alle Patienten mit konservativer Behandlung in den Gruppen Weber B und C lehnten die vorgeschlagene Operation ab und wurden auswärts weiterbehandelt. Die Verteilung der Frakturtypen nach Weber war bei den nicht auszuwertenden Patienten ähnlich (Weber A = 12,8%, Weber B = 51,0%, Weber C = 29,8%, kindliche Frakturen = 6,4%) wie in der gesamten ausgewerteten Gruppe. Es verblieben 355 Patienten mit Luxationsfrakturen des oberen Sprunggelenkes einschließlich der verletzten Kinder, deren Krankenakten und Röntgenbefunde ausgewertet wurden, und die zur Nachuntersuchung einbestellt werden konnten.

Das Alter der Patienten zum Zeitpunkt des Unfalls und das Geschlecht wurden festgestellt. Die *Unfallursachen* wurden gegliedert in:

Sturz auf vereister oder nasser Straße
Treppensturz oder Sturz aus der Höhe
Verkehrsunfall
Sturz beim Sport

**Tabelle 1**. Ausschlußgründe

| Frakturtyp | Ausschlußgrund | Patientenzahl |
|---|---|---|
| Weber A | Konservative Behandlung | 46 |
| Weber B | Konservative Behandlung | 14 |
| Weber C | Konservative Behandlung | 5 |
| Kindliche Frakturen | Konservative Behandlung | 4 |
| Atypische Frakturformen | Konservative Behandlung | 22 |
| Atypische Frakturformen (operiert) | Nicht klassifizierbar | 13 |
| Weber A | Nicht auswertbar | 6 |
| Weber B | Nicht auswertbar | 24 |
| Weber C | Nicht auswertbar | 14 |
| Kindliche Frakturen | Nicht auswertbar | 3 |

Sturz eines Gegenstandes gegen das Bein
Skisturz
Mißtritt auf unebener Erde
Sturz auf Teppich oder Türschwelle
Angefahren auf der Straße
Sonstige Ursachen

Die Frakturen wurden in die Gruppen Weber A, B C und Epiphysenverletzungen eingeteilt. Durch den Vergleich von Ambulanzbogen und Anästhesieprotokoll konnte die Zeitspanne zwischen Unfallereignis und Operation berechnet und die Einteilung in *primäre* (6–8 Stunden nach dem Unfall) und *sekundäre* operative Versorgung vorgenommen werden.

Nach Auswertung des Operationsbefundes und der Röntgenbefunde wurden *Anzahl der Band- und Knochenläsionen* sowie die *Art der operativen Versorgung* bestimmt. *Postoperative Komplikationen* und deren Verlauf wurden an Hand der Krankenakten analysiert. Falls durchgeführt wurde der *Zeitpunkt der Metallentfernung* festgehalten.

Für die Aufschlüsselung der Nachbehandlung wurden Dauer der *postoperativen Bettruhe, Krankenhausverweildauer,* Dauer der *Ruhigstellung im Gehgips* und Zeitspanne bis zum *Wiedereintritt der Arbeitsfähigkeit* erfaßt. Dabei wurde bei Patienten, die noch nicht oder schon nicht mehr im Arbeitsprozeß standen, der Abschluß der Behandlung bei Beschwerdefreiheit dem Wiedereintritt der Arbeitsfähigkeit gleichgesetzt.

Die Nachuntersuchung der Patienten gliederte sich in einen *klinischen* und *röntgenologischen Untersuchungsteil,* und es wurde konsequent nach dem Nachuntersuchungsschema von Weber vorgegangen. Die Patientenbefragung bezog sich auf *Schmerzen* und die Beurteilung ihrer *Aktivitäten.* Die *Gehleistung* wurde durch Überprüfung aller Gangqualitäten beurteilt, und die *Funktion des oberen und unteren Sprunggelenkes* nach der Neutral-Null-Methode im Seitenvergleich gemessen. Knöchel- und Unterschenkelumfang wurden vergleichend bestimmt und eine Differenz aus beiden Werten gebildet. Die Verheilung der Operationsnarbe, arterielle Durchblutung und venöser Abstrom wurden beurteilt. Bei der röntgenologischen Untersuchung wurden Röntgenaufnahmen, wenn immer möglich in 3 Ebenen, sonst in den beiden Standardebenen durchgeführt. Die gleichen Röntgenaufnahmen wurden auch vom gesunden Sprunggelenk zum Vergleich angefertigt.

Die *Bewertung* der Untersuchungsergebnisse erfolgte nach dem Punkteschema von Weber (1966). Für die einzelnen Teilaspekte der Untersuchung wurden 0–4 Punkte nach den folgenden Kriterien erteilt:

*Schmerzen:*

| | |
|---|---|
| Keine Beschwerden | = 0 |
| Leichte Beschwerden bei starker Beanspruchung | = 1 |
| Leichte Beschwerden beim Normalgang | = 2 |
| Beschwerden ohne Belastung bei aktiver Bewegung | = 3 |
| Schmerzen in Ruhe | = 4 |

*Gehleistung:*

| | |
|---|---|
| Normaler Gang aller Qualitäten<br>(Gehen, Laufen, Fersen-, Zehenspitzen-, Kantengang, Hocksitz) | = 0 |

| | |
|---|---|
| Behinderung bei 1 Gangqualität, kein Hinken | = 1 |
| Behinderung bei 2 Gangqualitäten, leichtes Hinken | = 2 |
| Deutliches Hinken | = 3 |
| Schweres Hinken, Stockhilfe | = 4 |

*Aktivität:*

| | |
|---|---|
| Volle berufliche und außerberufliche Aktivität | = 0 |
| Normale berufliche, beschränkte außerberufliche Aktivität | = 1 |
| Teilweise berufliche, aufgehobene außerberufliche Aktivität | = 2 |
| Teilweise geminderte berufliche Aktivität | = 3 |
| Berufswechsel | = 4 |

*Röntgenbefund:*

| | |
|---|---|
| Anatomisch perfekt ohne Arthrose | = 0 |
| Anatomisch perfekt, Verkalkung eines Bandes, keine Arthrose | = 1 |
| Anatomische Unstimmigkeit medial | = 2 |
| Anatomische Unstimmigkeit lateral, Arthrose | = 3 |
| Hinterkantenstufe, Arthrose, Dystrophie | = 4 |

*Oberes Sprunggelenk:*

| | |
|---|---|
| Volle seitengleiche Funktion | = 0 |
| Funktionseinbuße von $10^{o}$ | = 1 |
| Funktionseinbuße von mehr als $10^{o}$ | = 2 |
| Leichter Spitzfuß | = 3 |
| Weitgehend versteifter Fuß | = 4 |

*Unteres Sprunggelenk:*

| | |
|---|---|
| Volle seitengleiche Funktion | = 0 |
| Leichte Funktionseinbuße | = 1 |
| Funktionseinbuße nicht mehr als die Hälfte | = 2 |
| Funktionseinbuße mehr als die Hälfte | = 3 |
| Kontraktur des unteren Sprunggelenkes | = 4 |

In der Gesamtbeurteilung wurden die Noten „sehr gut“, „gut“ und „schlecht“ vergeben. „Sehr gut“ wurde nur benotet, wenn in keiner der Untergruppen ein Negativpunkt enthalten war; „gut“ setzte voraus, daß keine schlechtere Punktevergabe als 2 erfolgt war, und ab einer Benotung von 3 in nur einer Untergruppe wurde „schlecht“ vergeben.

Die Bewertung in der Untergruppe Röntgenbefunde erfolgte nach anatomischen Kriterien und der röntgenologischen Schweregradeinteilung der Arthrose, die Bargon (1978) und Bargon u. Henkemeyer (1977) vorgeschlagen hatten.

| | |
|---|---|
| Arthrosegrad 0 | = Sklerosierung der subchondralen Knochenabschnitte |
| Arthrosegrad I | = Randzackenbildung und Verschmälerung des Gelenkspaltes |
| Arthrosegrad II | = Schliffurchen und Aufrauhung der subchondralen Knochenlamelle |
| Arthrosegrad III | = erhebliche Verschmälerung und zystische Aufhellungen |

Ab dem Arthrosegrad I wurde mit „schlecht“ gewertet, auch wenn sich die leichte Arthrose bei unauffälligen Untersuchungsbefunden in den klinischen Paramtern in keiner Weise manifestiert hatte.

## 5.2 Statistische Methoden

Der Vergleich von relativen Häufigkeiten verschiedener Gruppen wurde mit dem Chi-Quadrat-Test nach Brandt-Snedecor bzw. mit dem Test auf linearen Trend in einer Mehrfeldertafel nach Cochran durchgeführt (Sachs 1974). Die Berechnungen wurden im Institut für Medizinische Informatik und Biomathematik (Dir.: Prof. Dr. H.G. Schmitt) durchgeführt.

## 5.3 Eigenes Krankengut

In den Jahren 1976–1982 wurden in der Abteilung für Unfallchirurgie des Universitätsklinikum Essen 506 Patienten mit Luxationsfrakturen des oberen Sprunggelenkes behandelt; 415 Patienten wurden der operativen Behandlung zugeführt. Wegen nicht auswertbarer radiologischer oder klinischer Primärbefunde konnten 47 Patienten (Weber A, n = 6; Weber B, n = 24; Weber C, n = 14; kindliche Frakturen, n = 3) nicht in das Nachuntersuchungskollektiv aufgenommen werden. Atypische, operativ behandelte Frakturformen (n = 13, alle isolierte Innenknöchelfrakturen) wurden ebenfalls nicht berücksichtigt. Zur Auswertung der Langzeitergebnisse nach operativ behandelten Luxationsfrakturen des oberen Sprunggelenkes verblieb ein Kollektiv von 355 Patienten.

## 5.4 Differenzierung des Gesamtkollektivs (n = 355)

### *5.4.1 Einteilung nach Frakturtypen*

Bei der Aufteilung nach Frakturtypen zeigte sich, daß Frakturen vom Typ Weber B am häufigsten vertreten waren. An 2. Stelle lagen Frakturen vom Typ Weber C, und am seltensten waren die kindlichen Sprunggelenkfrakturen (Tabelle 2).

### *5.4.2 Schweregrad der Verletzung und Zusatzverletzungen*

In 3 Fällen (0,8%) waren beide Sprunggelenke verletzt. Bei 1 Patienten mit Weber-C-Fraktur fand sich auf der Gegenseite eine Fraktur vom Typ Weber A. Zwei weitere Patienten mit Weber-A-Frakturen erlitten an der Gegenseite einmal eine fibulare Bandruptur und einmal eine Fraktur des Pilon tibiale.

347 Frakturen (97,7%) waren geschlossen. Von den 8 offenen Frakturen (2,3%) fanden sich 7 beim Frakturtyp Weber C und eine bei den kindlichen Frakturen. Weichteilschäden schwereren Grades mit extremer Schwellung und Spannungsblasenbildung, Hautkontusionen oder gar Hautnekrosen zeigten weitere 18 Patienten (5,1%); 29 Patienten (8,2%) hatten zusätzliche Frakturen oder Bandverletzungen an der ipsilateralen oder kontralate-

**Tabelle 2.** Häufigkeit der Frakturtypen (n = 355)

| Frakturtyp | Anzahl der Patienten | (%) |
|---|---|---|
| Weber A | 41 | (11,6) |
| Weber B | 167 | (47,0) |
| Weber C | 123 | (34,6) |
| Kindliche Frakturen | 24 | (6,8) |

ralen unteren Extremität, bzw. Zusatzverletzungen an anderen Körperregionen. Acht Patienten (2,3%) waren insgesamt so schwer verletzt, daß sie als polytraumatisiert eingestuft werden mußten (Tabelle 3 und Tabelle 4).

Den offenen Verletzungen lag überwiegend ein direkter Unfallmechanismus zu Grunde. Bei 3 Patienten schlug ein schwerer Gegenstand während der Arbeit gegen das Bein, 1 Patientin quetschte sich ihren Fuß beim Segeln zwischen Kaimauer und Schiff, 2 wurden auf der Straße von einem Pkw angefahren, 1 zog sich die Fraktur bei einem schweren Verkehrs-

**Tabelle 3.** Weichteilschaden

| Weichteilschaden | Anzahl | (%) |
|---|---|---|
| Geschlossen | 347 | (97,7) |
| Offene Fraktur II. und II. Grades | 8 | (2,3) |
| Schwellung/Spannungsblasen | 9 | (2,5) |
| Hautkontusion | 3 | (0,8) |
| Hautnekrose | 1 | (0,3) |
| Gesamt mit Weichteilschaden | 21 | (5,9) |

**Tabelle 4.** Begleitverletzungen

| Art der Verletzung | Anzahl | (%) |
|---|---|---|
| Polytrauma | 6 | (1,7) |
| *Ipsilaterale Verletzungen* | 12 | (3,4) |
| Mittelfußfrakturen offen | 3 | (0,8) |
| Unterschenkelfrakturen offen | 3 | (0,8) |
| Unterschenkelfrakturen geschlossen | 2 | (0,6) |
| Kniebandschäden | 4 | (1,1) |
| *Kontralaterale Verletzungen* | 6 | (1,7) |
| Unterschenkelfrakturen geschlossen | 3 | (0,8) |
| Sprunggelenkverletzungen | 3 | (0,8) |
| Fraktur obere Extremität | 2 | (0,6) |
| Klaviculafrakturen | 3 | (0,8) |
| Rippenfrakturen | 5 | (1,4) |
| LWS-Fraktur | 1 | (0,3) |
| Milzruptur | 1 | (0,3) |
| Schädel-Hirn-Trauma Grad II | 4 | (1,1) |

unfall zu, aber nur 1 Patient brach sich den Knöchel bei einem Sturz auf der Treppe. Bei 2 Patienten mußte nach offenen Sprunggelenk- und Mittelfußfrakturen des Grades III der Unterschenkel bzw. Oberschenkel amputiert werden, als nach Replantationsversuch die arterielle Durchblutung versagte.

### *5.4.3 Zeitpunkt der Operation*

Primär operiert wurden 171 Patienten. Das entspricht einer Primärversorgungsrate von 48,2%. Darunter sind 3 Patienten, die bis zu 16 h nach dem Unfall operiert wurden. Vom Unfall bis zur definitiven Versorgung vergingen im Durchschnitt 3,6 h (Extreme: 1–16 h). Von den Weber-A-Frakturen wurde ein geringfügig höherer Anteil (51,2%) primär versorgt, von den kindlichen Frakturen der überwiegende Anteil (75,0%). Zwischen dem 2. und 7. Tag wurden 120 Patienten (33,8%) im Mittel am 5. Tag operiert. Spätsekundär, das heißt später als 1 Woche, kamen 64 Patienten (18%) im Mittel am 12. Tag zur Operation, aber auch noch nach 35 Tagen (Abb. 26).

### *5.4.4 Postoperative Komplikationen*

Die festgestellten Komplikationen wurden in postoperative Früh- und Spätkomplikationen aufgeteilt. Zu den Frühkomplikationen wurden alle Komplikationen gerechnet, die während des stationären Aufenthaltes oder bis zu 30 Tagen nach dem Unfall aufgetreten waren. Sie gliedern sich in weichteilbedingte leichte Wundheilungsstörungen, infektionsbedingte, operationstechnische und sonstige Komplikationen. Leichte Wundheilungsstörungen, wie Dehiszenzen und kleine Wundrandnekrosen heilten in der überwiegenden Zahl unter konservativer Therapie reizlos aus. Setzt man die festgestellten Komplikationen mit dem Zeitpunkt der operativen Versorgung in Beziehung, zeigt sich, daß die Rate der infektbedingten

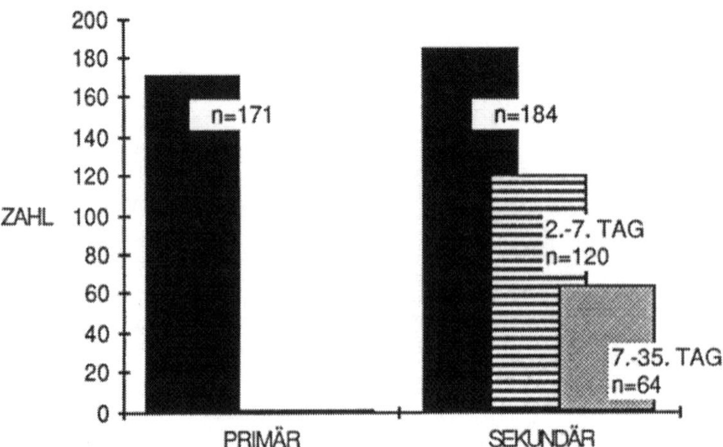


**Abb. 26.** Zeitpunkt der Operation

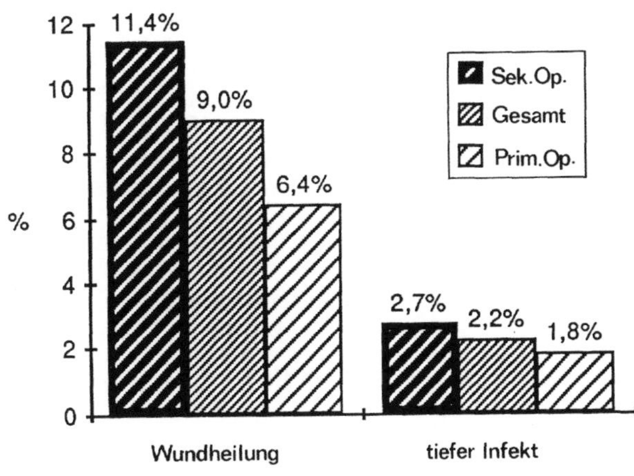


**Abb. 27.** Postoperative Frühkomplikationen

Komplikationen und die Zahl der Wundheilungsstörungen bei sekundärer Operation deutlich ansteigt (Abb. 27). Statistisch war der Unterschied jedoch nicht signifikant. Falls Reoperationen notwendig wurden, ist dies in Tabelle 5 vermerkt.

### *5.4.5 Verlauf der Komplikationen*

Hämatome wurden operativ ausgeräumt (1 Punktion) und heilten ab. Leichte Wundheilungsstörungen kamen unter konservativer Behandlung fast alle per secundam zur Ausheilung; 2 Spalthauttransplantationen und 2 Sekundärnähte mußten durchgeführt werden.

**Tabelle 5.** Aufschlüsselung postoperativer Frühkomplikationen

| Art | Anzahl<br>Primäre Operation<br>n = 171 | Sekundäre Operation<br>n = 184 | %<br>Gesamt-operationen<br>n = 355 | Reoperationen |
|---|---|---|---|---|
| *Weichteile* | | | | |
| Blande Wundheilungsstörungen | 11 (6,4) | 21 (11,4) | 32 (9,0) | 4 (1,1) |
| Blandes Hämatom | 3 (1,8) | – | 3 (0,8) | 2 (0,6) |
| Hämatom (mit Keimnachweis) | 2 (1,2) | 2 (1,1) | 4 (1,1) | 4 (1,1) |
| *Tiefer Infekt* | | | | |
| Osteitis/Plattenbettinfekt | 1 (0,6) | 3 (1,6) | 4 (1,1) | 4 (1,1) |
| Gelenkinfekt | 2 (1,2) | 2 (1,1) | 4 (1,1) | 4 (1,1) |
| **Infektrate gesamt** | **3 (1,8)** | **5 (2,7)** | **8 (2,2)** | |
| *Osteosynthese* | | | | |
| Primäre Fehlstellung | – | 5 (2,7) | 5 (1,4) | 5 (1,4) |
| *Sonstige* | | | | |
| Passagere motorische Peronäusparese (Gips) | 1 (0,6) | 5 (2,7) | 6 (1,7) | – |

Bei 3 Patienten mit Plattenbettinfekten wurde das Metall entfernt und eine lokale Weichteilrevision (1mal mit Einlage von PMMA-Ketten) vorgenommen, die zur Abheilung führte. Eine Osteitis und infizierte Innenknöchelpseudarthrose heilte nach lokalem Debridement und stabiler Reosteosynthese ab. Bei 4 weiteren Patienten mußte wegen eines Sprunggelenkempyems notfallmäßig eingegriffen werden. Trotz lokaler Revision, hochdosierter Antibiotikatherapie und gelenkübergreifender Ruhigstellung mit einem Fixateur externe mußte in 2 Fällen eine Arthrodese durchgeführt werden; 1 Empyem heilte nach Behandlung mit offener Saug-Spül-Drainage ab und im 2. Fall erfolgte die Ausheilung nach lokaler Revision und ausgetesteter Antibiotikatherapie.

Fünf grobe Fehlstellungen nach Osteosynthese im eigenen Patientengut mußten sekundär korrigiert werden. Zweimal war der Innenknöchel betroffen (1 Stufenbildung, 1 eingeschlagenes Lig. deltoideum), 2mal der Außenknöchel (1 Längen- und Rotationsfehler, 1 falsche Schraubenlage) und 1mal mußte bei einer hohen Fibulafraktur eine fehlplazierte Stellschraube korrigiert, und die Fibula mit Drittelrohrplatte stabilisiert werden. Nach der Korrektur war die Wund- und Knochenheilung komplikationslos.

Die durch Gipsdruck bedingte gestörte motorische Funktion von 6 Peronäusnerven kehrte unter Reizstromanwendung spätestens nach 1/2–1 Jahr zurück.

### *5.4.6 Postoperative Spätkomplikationen*

Eine Sudecksche-Dystrophie sahen wir bei 2 Patienten (0,6%). Sie sprach auf die Therapie mit Hydergin und Diazepam in beiden Fällen gut an und war nach 1/2 Jahr ausgeheilt. Metallockerungen traten in 7 Fällen (2,0%) auf. Einmal war ein Kirschner-Draht gewandert und in 1 anderen Fall hatte die Spongiosaschraube am Innenknöchel die Haut perforiert. In keinem Fall ergab sich durch die Lockerung eine Instabilität der Osteosynthese. Die Fraktur war in allen Fällen knöchern verheilt und der weitere Verlauf nach Metallentfernung komplikationslos. Bei 3 Patienten (0,8%) trat nach vorangegangenem unauffälligem Verlauf in Begleitung eines fieberhaften Infektes eine Infektion des Plattenlagers auf. Nach Metallentfernung und lokaler Revision heilten die Infekte folgenlos ab. Eine Fibulapseudarthrose und 4 Taluszysten wurden beobachtet. Nach Spongiosatransplantation heilten die Veränderungen ab (Tabelle 6).

**Tabelle 6**. Spätkomplikationen

| Art | Anzahl | (%) |
|---|---|---|
| Sudeck | 2 | (0,6) |
| Lockerung | 6 | (1,7) |
| Lockerung und Schraubenperforation | 1 | (0,3) |
| Fibulapseudarthrose | 1 | (0,3) |
| Taluszyste | 4 | (1,1) |
| Spätinfekt | 3 | (0,8) |

## 5.5 Differenzierung des nachkontrollierten Kollektivs (n = 286)

Nachuntersuchungsergebnisse nach einem Zeitraum von mehr als 2 Jahren konnten von 286 Patienten (80,6%) gewonnen werden. Von den 69 Patienten, bei denen keine Nachuntersuchungsbefunde erhoben werden konnten, waren 12 verstorben, 48 unbekannt verzogen, und 7 Patienten kamen aus verschiedenen Gründen nicht zur Untersuchung. Zwei weitere Patienten wurden nicht untersucht, da bei ihnen nach offenen Sprunggelenks- und Mittelfußfrakturen des Grades III eine Unterschenkel bzw. Oberschenkelamputation vorgenommen werden mußte. In beiden Fällen wurde ein Erhaltungsversuch der Extremität unternommen. Nach Minimalosteosynthesen, Weichteilversorgung und Ruhigstellung mit gelenkübergreifendem Fixateur externe hatte ein Sistieren der arteriellen Makro- und Mikrozirkulation den Erfolg vereitelt. Differenziert nach Geschlecht fanden sich in der nachuntersuchten Gruppe 147 Frauen (51,4%) und 139 Männer (48,6%).

### *5.5.1 Verteilung der Frakturtypen*

Bei der Aufschlüsselung der Frakturtypen fand sich ein deutliches Überwiegen des Typs Weber B. 281 Frakturen waren geschlossen, 5 offene Frakturen II. und III. Grades (1,8%). Die Verteilung zeigt Tabelle 7.

Eine gleichartige Verteilung der Frakturtypen mit Überwiegen der Gruppe Weber B finden Magnusson (1944), Decker (1977), Pankarter (1977), Beck et al. (1978), Schweiberer u. Seiler (1978), Povacz (1981) und Kunze et al. (1983). Das häufige Vorkommen von suprasyndesmalen Frakturen vom Typ C bei Weber (1966) ist offensichtlich auf das besondere Krankengut mit überwiegend Skiunfällen zurückzuführen.

**Tabelle 7.** Häufigkeit der Frakturtypen

| Frakturtyp | Anzahl der Patienten | (%) |
|---|---|---|
| Weber A | 37 | (12,9) |
| Weber B | 134 | (46,9) |
| Weber C | 96 | (33,6) |
| Kindliche Frakturen | 19 | (6,6) |

### *5.5.2 Geschlechtsverteilung nach Frakturtyp*

Betrachtet man die Geschlechtsverteilung bei den einzelnen Frakturtypen, läßt sich ein leichtes Überwiegen der Frauen beim Typ C und den kindlichen Frakturen, ein Überwiegen der Männer beim Typ A und B erkennen (Tabelle 8 und Abb. 28).

**Tabelle 8.** Geschlechtsverteilung bei den Frakturtypen nach Weber

| Geschlecht | Alle Typen | Weber A | Weber B | Weber C | Kindliche Frakturen |
|---|---|---|---|---|---|
| Männer | 139 (48,6) | 21 (56,8) | 70 (52,2) | 41 (42,7) | 7 (36,8) |
| Frauen | 147 (51,4) | 16 (43,2) | 64 (47,8) | 55 (57,3) | 12 (63,3) |

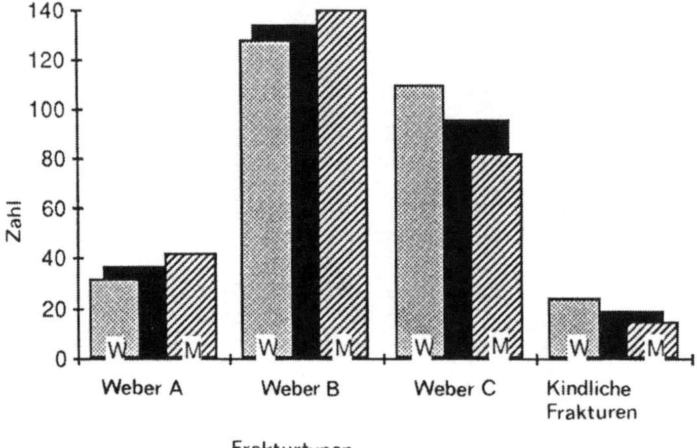


**Abb. 28.** Verteilung der Frakturen in Abhängigkeit vom Geschlecht

### *5.5.3 Unfallursachen*

Als Unfallursachen fanden sich in den Gruppen Weber A, B und C am häufigsten der Mißtritt auf unebenem Boden und der Treppensturz (Tabelle 9 und Tabelle 10). Frauen waren besonders häufig von diesen Unfallmechanismen und Sturz bei Eisglätte betroffen. Nach den beiden erstgenannten Mechanismen kamen bei den Männern Sportverletzungen und Verkehrsunfälle am häufigsten vor. Bei den kindlichen Frakturen waren nach den Treppenstürzen die Anfahrverletzungen auf der Straße besonders häufig (Abb. 29). Skiverletzungen spielten in unserem Krankengut nur eine untergeordnete Rolle.

**Tabelle 9.** Unfallursachen differenziert nach Geschlecht

| Ursache | Anzahl (%) Gesamt | Frauen | Männer |
|---|---|---|---|
| Sturz auf Eis/Glätte | 38 (13,3) | 22 (15,0) | 16 (11,5) |
| Skisturz | 11 (3,9) | 6 (4,1) | 5 (3,6) |
| Treppensturz | 66 (23,0) | 34 (23,1) | 32 (23,0) |
| Mißtritt | 86 (30,0) | 57 (38,8) | 29 (20,9) |
| Verkehrsunfall | 16 (5,6) | 5 (3,4) | 11 (7,9) |
| Sturz auf Teppich | 14 (4,9) | 8 (5,4) | 6 (4,3) |
| Angefahren | 11 (3,9) | 4 (2,7) | 7 (5,0) |
| Gegenstand gegen Bein | 11 (3,9) | 2 (1,4) | 9 (6,5) |

**Tabelle 10.** Unfallursachen differenziert nach Frakturtyp

| Ursache | Anzahl (%) Weber A | Weber B | Weber C | Kindliche Frakturen |
|---|---|---|---|---|
| 1. Sturz auf Eis/Glätte | 1 (2,7) | 20 (14,9) | 16 (16,7) | 1 (5,3) |
| 2. Skisturz | – | 7 (5,2) | 2 (2,1) | 2 (10,5) |
| 3. Treppensturz | 8 (21,6) | 30 (22,4) | 23 (24,0) | 5 (26,2) |
| 4. Mißtritt | 13 (35,2) | 37 (27,6) | 33 (34,4) | 3 (15,8) |
| 5. Verkehrsunfall | 6 (16,2) | 4 (3,0) | 6 (6,2) | – |
| 6. Sturz auf Teppich | – | 10 (7,5) | 3 (3,1) | 1 (5,3) |
| 7. Sturz beim Sport | 7 (18,9) | 17 (12,7) | 6 (6,2) | 3 (15,8) |
| 8. Angefahren | – | 5 (3,7) | 2 (2,1) | 4 (21,1) |
| 9. Gegenstand gegen Bein | 2 (5,4) | 4 (3,0) | 5 (5,2) | – |

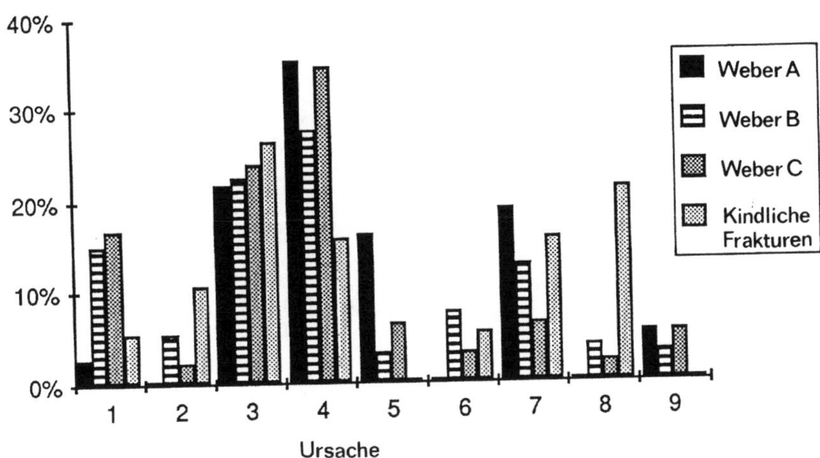


**Abb. 29.** Unfallursachen differenziert nach Frakturtyp

### *5.5.4 Altersverteilung*

Das Alter der operierten Patienten schwankte zwischen 9 und 81 Jahren; das Durchschnittsalter lag bei 39,8 Jahren. Die Männer (11–75 Jahre) waren mit einem Durchschnittsalter von 34,9 Jahren fast 10 Jahre jünger als die Frauen (Durchschnittsalter 44,4 Jahre, Schwankung von 9–81 Jahre). Bezogen auf die einzelnen Frakturtypen nahm das Alter vom Typ Weber A bis Weber C kontinuierlich zu (Tabelle 11).

**Tabelle 11.** Durchschnittsalter gegliedert nach Frakturtyp

| | Kindliche | Weber A | Weber B | Weber C |
|---|---|---|---|---|
| Durchschnitt | 12,7 Jahre | 33,1 Jahre | 41,9 Jahre | 44,7 Jahre |
| Minimum | 9,0 Jahre | 9,0 Jahre | 16,0 Jahre | 15,0 Jahre |
| Maximum | 16,0 Jahre | 74,0 Jahre | 77,0 Jahre | 81,0 Jahre |

5.5.4.1 Prozentuale Verteilung der Frakturtypen in verschiedenen Altersstufen
Die Verteilung in einen einzelnen Altersstufen ist in Abb. 30 dargestellt. Dabei zeigt sich, daß die Summe aller Frakturen einschließlich der kindlichen Frakturen nahezu konstant ist. Eine Umverteilung zu Gunsten des Typs Weber A ist im Alter bis zu 20 Jahren zu verzeichnen. Erst im höheren Alter steigt das Vorkommen wieder an. Die Typen Weber B und C haben ein relativ gleichmäßiges Plateau im mittleren Lebensalter. Mit zunehmendem Alter nehmen die Weber-B-Frakturen ab und die Weber-C-Frakturen zu.

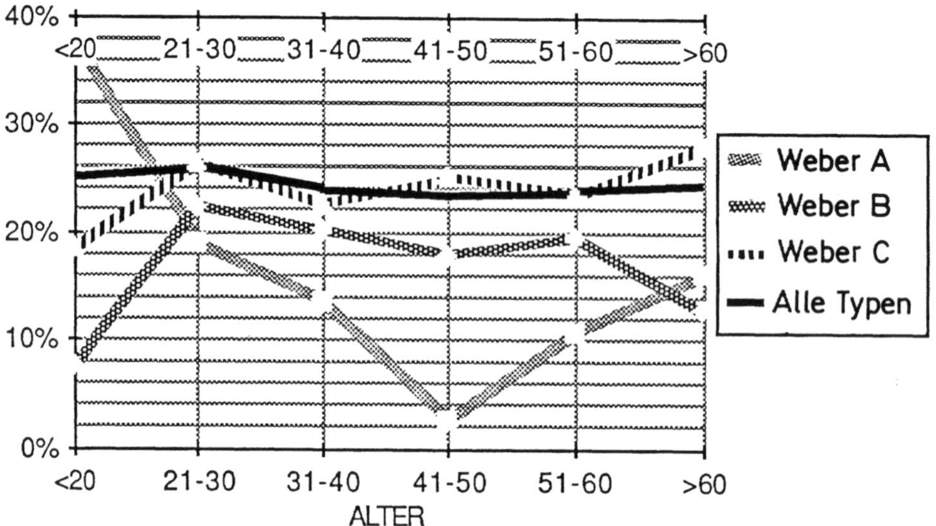


**Abb. 30.** Prozentuale Verteilung der Frakturtypen nach Altersgruppen

### *5.5.5 Metallentfernung*

Zum Zeitpunkt der Nachuntersuchung waren bei 179 Patienten (62,6%) die metallischen Implantate entfernt worden. Im Durchschnitt wurde die Metallentfernung nach 56,4 (3–277) Wochen durchgeführt. Bei den kindlichen Frakturen waren *alle* Implantate im Durchschnitt nach 15,6 Wochen entfernt worden. Der niedrigste Anteil der Metallentfernungen fand sich bei den Frakturen vom Typ Weber C mit 49%. Befragt nach den Gründen, die von uns üblicherweise nach 1–1,5 Jahren empfohlene Metallentfernung (Abb. 31) nicht durchführen zu lassen, wurde übereinstimmend geäußert, daß man bei fehlender Schmerzsymptomatik eine Metallentfernung nicht für notwendig erachtet habe. In der Tat fand sich auch in keinem Operationsbericht über Metallentfernungen langjährig liegender Implantate ein Hinweis dafür, daß mehrjährig im Bereich des oberen Sprunggelenkes belassene Platten oder Schrauben Metallosereaktionen hervorgerufen hätten.

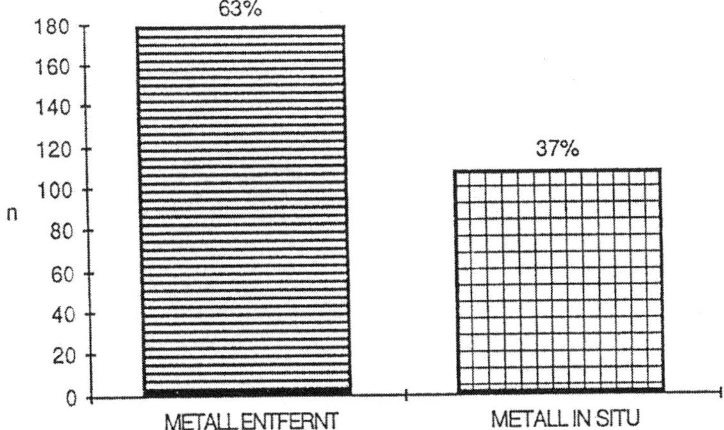


**Abb. 31.** Anteil der Metallentfernungen

### *5.5.6 Nachbehandlung*

Die Krankenhausverweildauer stieg mit dem Schweregrad der Sprunggelenkverletzung kontinuierlich an. Eine mittlere Verweildauer von 12 (4–98) Tagen fand sich für alle Frakturen. Bei den Weber-C-Frakturen war die höchste Verweildauer von durchschnittlich 16 Tagen, bei den kindlichen Frakturen die kürzeste von durchschnittlich 8 Tagen zu beobachten (Tabelle 12 und Abb. 32).

Die Dauer der postoperativen Bettruhe betrug im Gesamtkollektiv 4,3 (1–20) Tage. Ruhigstellung im U-Gips, der für Verbandswechsel und krankengymnastische Übungstherapie täglich entfernt wurde, war durchschnittlich für 4,2 (1–20) Tage verordnet worden. Bei der Entlassung wurde 259 Patienten (90,6%) ein Unterschenkelgehgips angelegt, der im Mittel 5 (3–8) Wochen getragen wurde. Alle kindlichen Frakturen waren mit

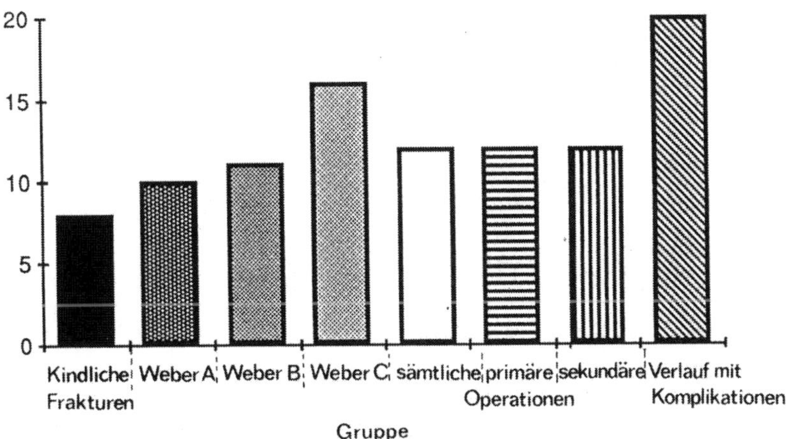


**Abb. 32.** Durchschnittliche Krankenhausverweildauer in Tagen

**Tabelle 12.** Durchschnittliche Krankenhausverweildauer und Extreme in Tagen

| Primär | Sekundär | Gesamt | Komplikationen | Kindliche Frakturen | Weber A | Weber B | Weber C |
|---|---|---|---|---|---|---|---|
| 12,1<br>1–72 | 12,2<br>2–98 | 12,2<br>1–98 | 19,6<br>2–98 | 7,9<br>1–33 | 10<br>2–29 | 10,6<br>4–31 | 16<br>2–98 |

Gipsruhigstellung für 4,2 (2–6) Wochen im Durchschnitt nachbehandelt worden. Es wurden 81,1% der Weber-A-Frakturen, 89,6% der Weber-B-Frakturen und 93,6% der Weber-C-Frakturen im Gehgips ruhiggestellt.

### 5.5.7 *Arbeitsfähigkeit*

Die unfallbedingte Arbeitsunfähigkeit betrug durchschnittlich 12,3 (4–84) Wochen (Abb. 33). Patienten mit Weber-A-Frakturen waren im Mittel nach 8,6 (4–20) Wochen am schnellsten wieder in den Arbeitsprozeß eingegliedert, während dies bei Patienten mit Weber-C-Frakturen erst nach 15 (6–84) Wochen zutraf. Extrapoliert man bei den Kindern 1 Fall mit extrem langer Behandlungsdauer, trat die Schulfähigkeit im Durchschnitt schon nach 6,6 Wochen ein. Wenn Komplikationen in der Nachbehandlung aufgetreten waren, stieg die Dauer der Arbeitsunfähigkeit deutlich, im Mittel auf 18,4 (8–84) Wochen, an. Dies ist von volkswirtschaftlicher Bedeutung, da die Patienten neben einem um mehr als 50% verlängerten Krankenhausaufenthalt auch 6 Wochen länger am Arbeitsplatz fehlen.

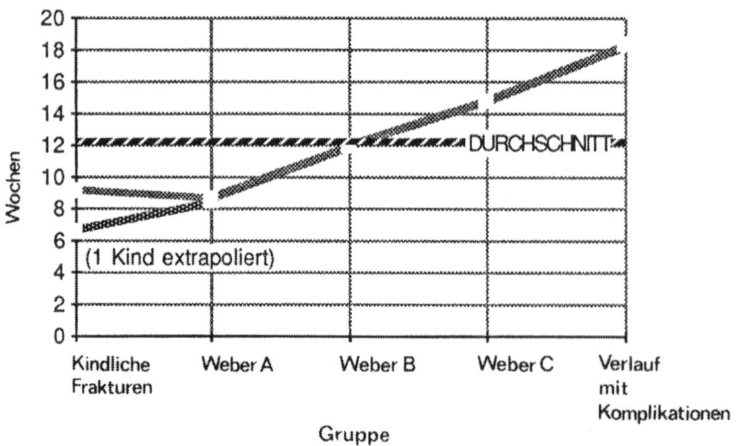


**Abb. 33.** Dauer der Arbeitsunfähigkeit nach Untergruppen

**Tabelle 13.** Zeitpunkt der Nachuntersuchung in Wochen

| | Weber A | Weber B | Weber C | Kindliche Frakturen |
|---|---|---|---|---|
| Mittelwert | 218<br>(4,2 Jahre) | 245<br>(4,8 Jahre) | 213<br>(4,1 Jahre) | 231<br>(4,4 Jahre) |
| Extreme | 104–396<br>(2–7,6 Jahre) | 103–480<br>(2–9,2 Jahre) | 104–470<br>(2–9 Jahre) | 104–429<br>(2–8,25 Jahre) |

### *5.5.8 Zeitpunkt der Nachuntersuchung*

Die Nachuntersuchungsbefunde wurden im Mittel 227 (103–480) Wochen, d.h. 4,4 (2–9,2) Jahre nach der Operation erhoben. Über Einzelheiten informiert Tabelle 13.

Im nachfolgenden Abschnitt werden die Untersuchungsergebnisse nach Frakturtypen gegliedert dargestellt. Im Anhang wird eine Übersicht über die pathologisch-anatomischen Läsionen, die Behandlungsverfahren und die klinischen und radiologischen Ergebnisse in tabellarischer Form gegeben.

## 5.6 Nachuntersuchungsergebnisse

### *5.6.1 Nachuntersuchungsergebnisse Typ Weber A*

37 (90,2%) von 41 Patienten konnten nachuntersucht werden. Die Nachuntersuchungsbefunde wurden im Durchschnitt 4,2 (2–7,6) Jahre nach der Operation erhoben. Nach einer mittleren Krankenhausverweildauer von 10 Tagen dauerte die ambulante Nachbehandlung durchschnittlich 8,6 Wochen bis zum Wiedereintritt der Arbeitsfähigkeit.

#### 5.6.1.1 Pathologische Anatomie

Bei allen 37 nachuntersuchten Frakturen vom Typ Weber A (Abb. 34) handelte es sich um geschlossene und überwiegend leichte Verletzungsformen. Frakturen der Tibiakanten waren

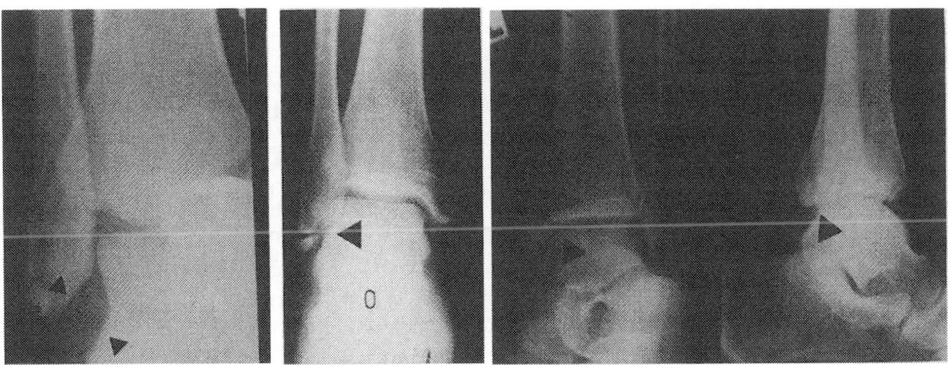

**Abb. 34.** Frakturlokalisation beim Typ Weber A

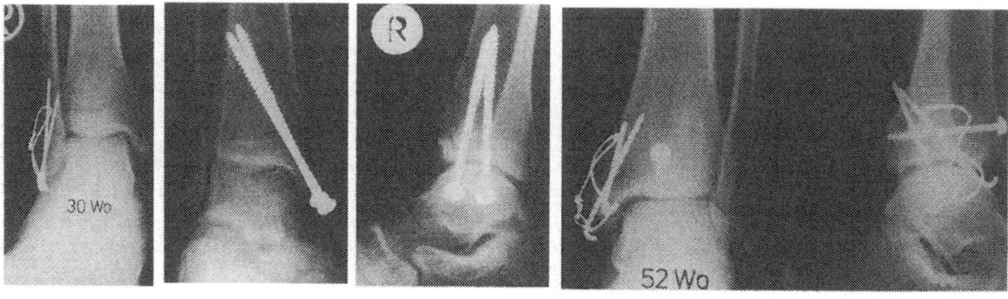


**Abb. 35.** Osteosyntheseverfahren beim Typ Weber A

nur in 2 Fällen vorhanden, und insgesamt fanden sich 1,5 Läsionen der Knöchelgabel pro Fall. 21 Patienten (56,8%) erlitten eine isolierte Fibulafraktur unterhalb der Syndesmose. 9 Patienten (24,3%) wiesen die Kombination einer fibularen Bandruptur mit einer Innenknöchelfraktur auf (1 Fall mit Hinterkantenfragment). Bei 6 Patienten (16,2%) war sowohl der Außenknöchel als auch der Innenknöchel frakturiert (1 Fall mit schalenförmigem Ausriß der hinteren Syndesmose); 1 Patient (2,7%) hatte eine Fibulafraktur mit zusätzlichem Riß des Lig. deltoideum.

5.6.1.2 Stabilisierungsverfahren

Bevorzugtes Osteosyntheseverfahren (Abb. 35) war am Außenknöchel die Zuggurtung in 20 Fällen (54,1%). Bandnähte wurden 9mal (24,3%), Schraubenosteosynthesen 5mal (13,5%) und Plattenosteosynthesen 3mal (8,1%) durchgeführt. Die Läsionen des Malleolus medialis wurden 13mal (81,25%) mit Schrauben, 2mal (12,5%) mit Zuggurtung und 1mal (6,25%) mit Bandnaht versorgt. Bei den 2 Tibiakantenfrakturen brauchte nur in 1 Falle eine Schraubenosteosynthese vorgenommen werden. Das zweite, schalenförmige und extraartikulär liegende Fragment reponierte sich von selbst.

5.6.1.3 Klinische Untersuchungsergebnisse

35 Patienten (94,6%) waren vollständing beschwerdefrei. Nur 2 Patienten (5,4%) gaben gelegentlich nach starker Belastung auftretende Schmerzen oder Wetterfühligkeit an. Ihre volle berufliche und außerberufliche Aktivität hatten 36 Patienten (97,3%) wiedererlangt. Nur 1 Patient klagte über leicht eingeschränkte außerberufliche Aktivität. Bei der klinischen Untersuchung wiesen 35 Patienten (94,6%) ein normales Gangbild auf, 2 Patienten (5,4%) zeigten eine leichte Behinderung des Gangbildes, jedoch ohne Hinken. Freie Beweglichkeit des oberen und unteren Sprunggelenkes bestand bei 33 Patienten (89,2%). Eine nur geringfügige Einschränkung der Beweglichkeit im oberen Sprunggelenk von weniger als $10^{\circ}$ hatten 3 Patienten (8,1%), eine Funktionseinbuße von mehr als $10^{\circ}$ hatte nur 1 Patient (2,7%). Eine leichte Bewegungseinschränkung im unteren Sprunggelenk wurde bei 4 Patienten (10,8%) festgestellt. Alle Operationsnarben waren reizlos verheilt. Umfangdifferenzen der Knöchelregion zeigten nur 2 Patienten (5,4%).

5.6.1.4 Röntgenbefunde

36 Osteosynthesen (97,3%) waren anatomisch perfekt. Nur bei 1 Fraktur (2,7%) wurde eine anatomische Unstimmigkeit mit Stufenbildung medial von weniger als 1 mm festgestellt, ohne daß eine Arthrose folgte. Völlig ohne sichtbare Veränderungen waren 30 Frakturen (81,1%) ausgeheilt. In 4 Fällen (10,8%) fanden sich dezente Verkalkungen des Innenbandes und bei 2 Frakturen waren Zeichen einer Arthrose erkennbar. Unregelmäßigkeiten am Außenknöchel sahen wir nicht.

Die beiden Arthrosen verteilten sich auf den Schweregrad I und III nach Bargon u. Henkemeyer (1977). Bei 1 Patientin mit Schweregrad III nach isolierter Fibulafraktur hatten schon vor dem Unfall Anzeichen einer Arthrose bestanden. Beim 2. Patienten mit Schweregrad I nach bimalleolärer Läsion und distaler Unterschenkelfraktur auf der Gegenseite gelang eine anatomische Rekonstruktion. Eine Knorpelkontusion bei schwerstem Stadium der Supinations-Adduktions-Fraktur muß als Arthroseursache angesehen werden.

Beide Patienten mit Arthrose klagten nur über geringfügige Beschwerden. Wegen dieser auch in den anderen Gruppen nach Weber (1966) beobachteten Diskrepanz wurde der Begriff „klinische Relevanz der Arthrose“ eingeführt. Eine klinisch relevante Arthrose haben wir dann angenommen, wenn in der Benotung der klinischen Parameter eine Note enthalten war, die schlechter als 0 oder 1 war. Dies war nur bei der Patientin mit vorbestehender Arthrose der Fall. Es ergab sich eine Korrelation zwischen der klinischen Manifestation der Arthrose und den höheren Schweregraden der radiologischen Einteilung nach Bargon u. Henkemeyer (1977). Die ersten arthrotischen Gelenkveränderungen konnten im 2. Fall bereits nach 20 Wochen festgestellt werden.

5.6.1.5 Bewertung

Die Spätergebnisse bei 35 Patienten (94,6%) wurden *sehr gut* und *gut* bewertet; 2 Patienten (5,4%) mit Arthrose wurden als *schlecht* eingestuft.

### *5.6.2 Kasuistik Typ Weber A*

***Fall 1:*** Außenbandruptur und Fraktur des Malleolus medialis

| | |
|---|---|
| Patient: | D., E., 17 Jahre, männlich |
| Unfallart: | Verkehrsunfall |
| Versorgung: | Sekundär, Außenbandnaht und Schraubenosteosynthese Innenknöchel |
| Verlauf: | Ohne Komplikationen, 14 Tage Krankenhaus |
| Arbeitsunfähigkeit: | 6 Wochen |
| Metallentfernung nach: | 30 Wochen |
| Nachuntersuchung nach: | 396 Wochen |

*Ergebnis:*
Schmerzen (0) – Aktivität (0) – Gehen (0) – OSG (0) – USG (0) – Röntgen (0) = *sehr gut*

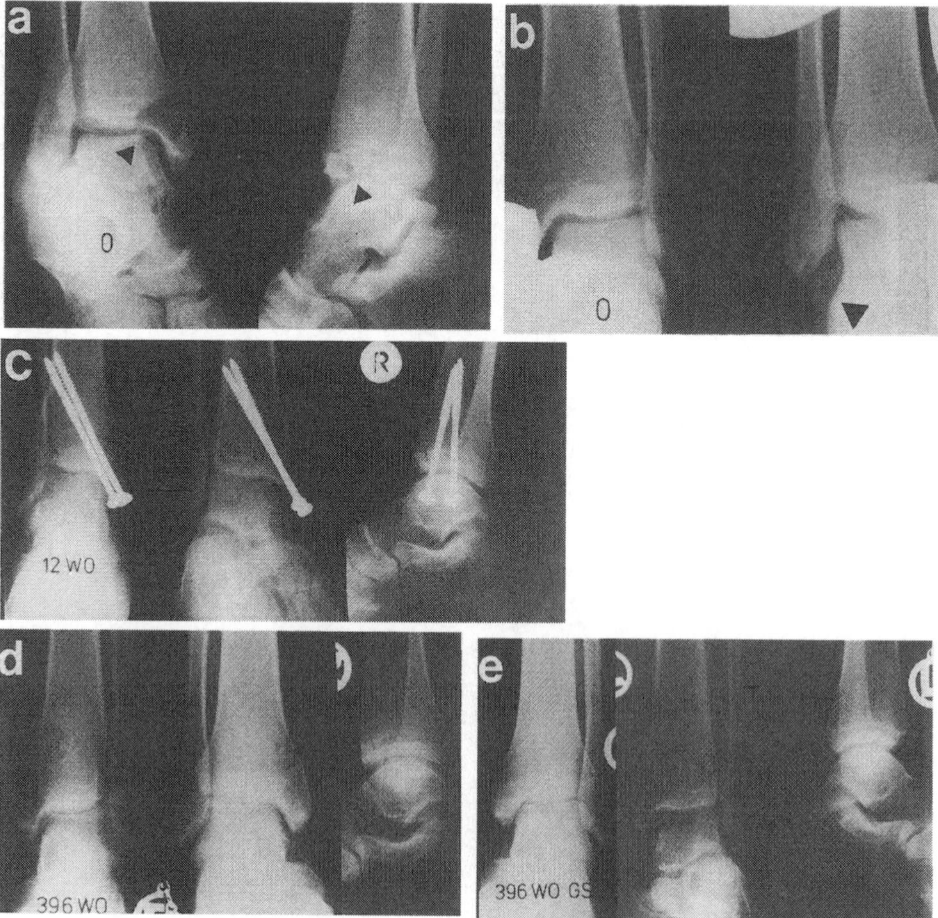


**Abb. 36. a** Innenknöchelfraktur, **b** Außenbandruptur, **c** Schraubenosteosynthese und Bandnaht, **d** Ausheilung nach 396 Wochen, **e** Kontrolle Gegenseite

*Fall 2:* Außenknöchelfraktur

| | |
|---|---|
| Patient: | A., H., 16 Jahre, männlich |
| Unfallart: | Verkehrsunfall |
| Versorgung: | Sekundär, Zuggurtungsosteosynthese Außenknöchel |
| Verlauf: | Ohne Komplikationen, 7 Tage Krankenhaus |
| Arbeitsunfähigkeit: | 6 Wochen |
| Metallentfernung nach: | 56 Wochen |
| Nachuntersuchung nach: | 394 Wochen |

*Ergebnis:*
Schmerzen (0) – Aktivität (0) – Gehen (0) – OSG (0) – USG (0) – Röntgen (0) = *sehr gut*

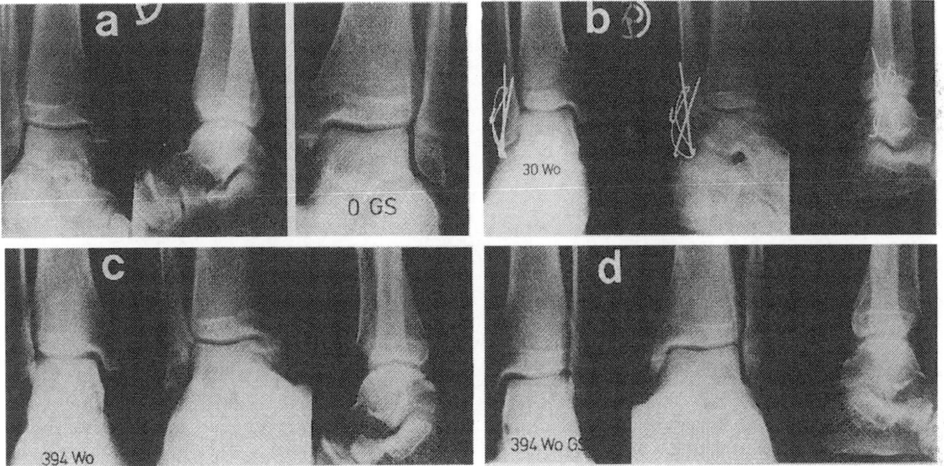


**Abb. 37. a** Außenknöchelfraktur, **b** Zuggurtungsosteosynthese, **c** Ausheilung nach 394 Wochen, **d** Kontrolle Gegenseite

***Fall 3:*** Außenknöchelfraktur (kleines Fragment)

| | |
|---|---|
| Patient: | B., H., 27 Jahre, männlich |
| Unfallart: | Sturz beim Sport |
| Versorgung: | Sekundär, Zuggurtungsosteosynthese Außenknöchel |
| Verlauf: | 1 Kirschner-Draht gelockert, 4 Tage Krankenhaus |
| Arbeitsunfähigkeit: | 8 Wochen |
| Metallentfernung nach: | 72 Wochen |
| Nachuntersuchung nach: | 104 Wochen |

*Ergebnis:*
Schmerzen (0) – Aktivität (0) – Gehen (0) – OSG (0) – USG (0) – Röntgen (0) = *sehr gut*

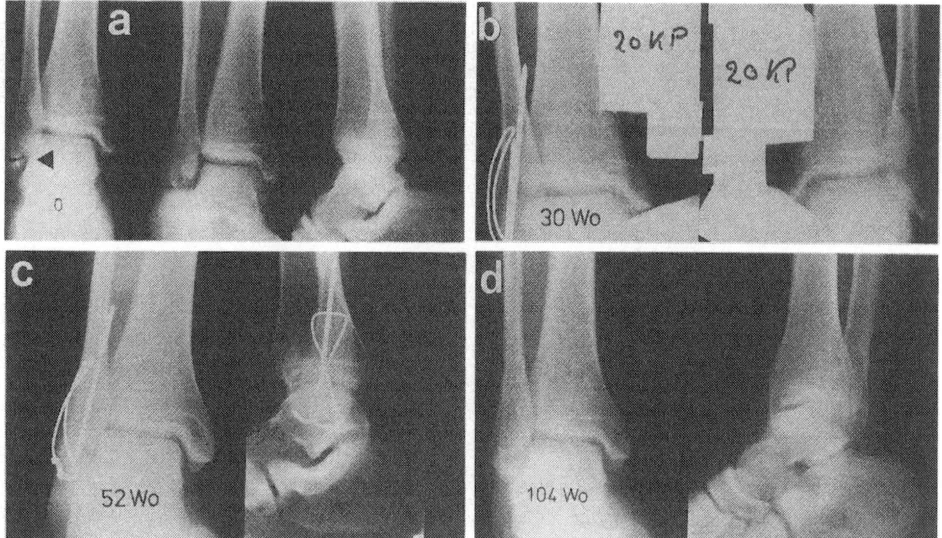


**Abb. 38. a** Außenknöchelfraktur, **b** Zuggurtungsosteosynthese, Außenbandstabilität im Seitenvergleich, **c** Teil-ME wegen Bohrdrahtwanderung, **d** Ausheilung nach 104 Wochen

*Fall 4:* Außenbandruptur, Innenknöchelfraktur, Tibiakantenfragment intraartikulär

| | |
|---|---|
| Patient: | H., N., 22 Jahre, männlich |
| Unfallart: | Treppensturz |
| Versorgung: | Sekundär, Bandnaht, Außenknöchel, Zuggurtungsosteosynthese Innenknöchel, Schraubenosteosynthese Tibiahinterkante |
| Verlauf: | Rötung, abgeheilt, 8 Tage Krankenhaus |
| Arbeitsunfähigkeit: | 17 Wochen |
| Metallentfernung nach: | 43 Wochen |
| Nachuntersuchung nach: | 238 Wochen |

*Ergebnis:*
Schmerzen (0) – Aktivität (0) – Gehen (0) – OSG (0) – USG (0) – Röntgen (0) = *sehr gut*

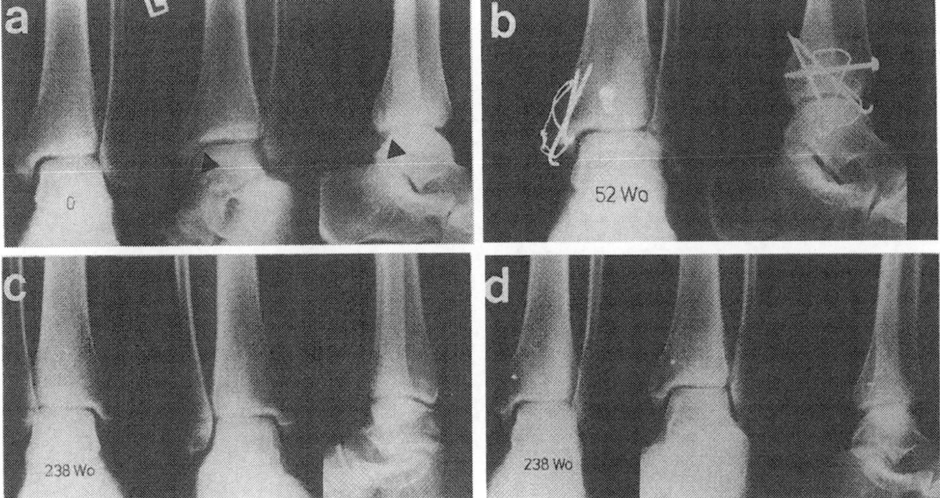


**Abb. 39. a** Innenknöchelfraktur, Hinterkantenfragment, **b** Zuggurtungsosteosynthese, Schraubenosteosynthese, stufenfreie Reposition, **c** Kontrolle Gegenseite, **d** Ausheilung nach 238 Wochen

***Fall 5:*** Außenknöchelfraktur, Innenknöchelfraktur
(Gegenseite: distale Unterschenkelfraktur mit Sprunggelenkbeteiligung)

| | |
|---|---|
| Patient: | R., J., 22 Jahre, männlich |
| Unfallart: | Verkehrsunfall, Polytrauma |
| Versorgung: | Primär, Zuggurtungsosteosynthese Außenknöchel, Schraubenosteosynthese Innenknöchel |
| Verlauf: | Ohne Komplikationen, 22 Tage Krankenhaus |
| Arbeitsunfähigkeit: | 19 Wochen |
| Untersuchung nach: | 108 Wochen |
| Diskrepanz: | Klinische Untersuchung und Bewertung |

*Ergebnis:*
Schmerzen (0) – Aktivität (0) – Gehen (0) – OSG (0) – USG (1) – Röntgen (3) = *schlecht*

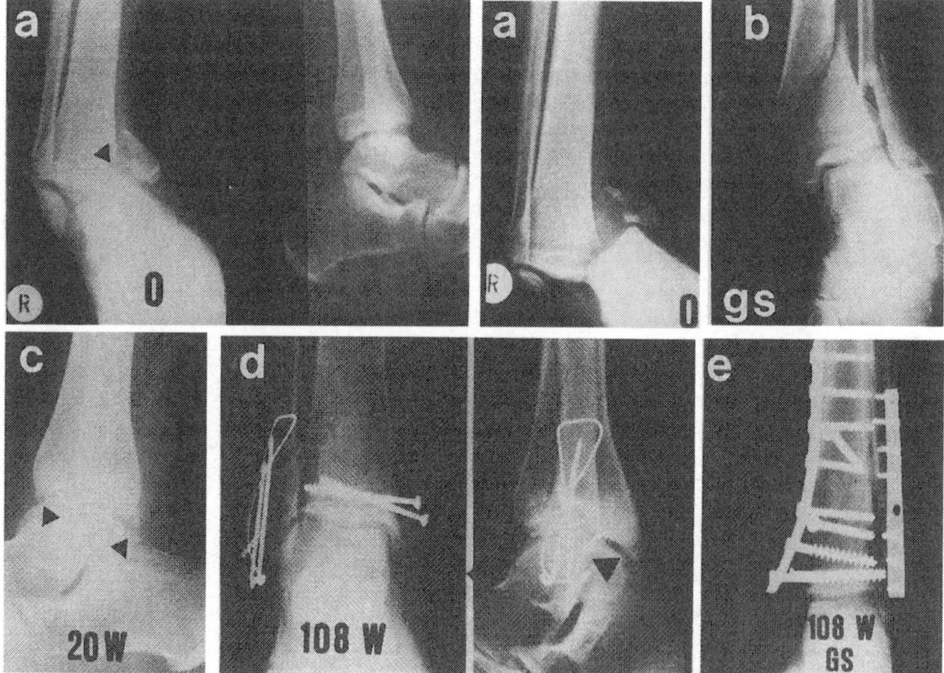


**Abb. 40. a** Außen- und Innenknöchelfraktur, **b** Fraktur Gegenseite, **c** erste Arthrose nach 20 Wochen, **d** Zuggurtungsosteosynthese, Schraubenosteosynthese, stufenfreie Reposition, Arthrose Grad I nach 108 Wochen, **e** Kontrolle Gegenseite

### *5.6.3 Nachuntersuchungsergebnisse Typ Weber B*

134 von 167 Patienten (80,2%) wurden im Mittel 4,8 (2–9,2) Jahre nach der Operation nachuntersucht. Die Krankenhausverweildauer betrug durchschnittlich 11 Tage, und die Arbeitsfähigkeit trat nach 12 Wochen wieder ein.

#### 5.6.3.1 Pathologische Anatomie

Bei den Frakturen der Gruppe Weber B (Abb. 41) waren ebenfalls alle Frakturen geschlossen. Die Zahl der Knöchelgabelläsionen stieg auf 2,2 Läsionen pro Fraktur an; 91 Patienten (67,9%) hatten eine isolierte Fibulafraktur, wobei die Syndesmose in 55 und die Tibiahinterkante in 8 Fällen mitverletzt war. Die Kombination einer Fibulafraktur mit einer Ruptur des Lig. deltoideum sahen wir bei 8 Verletzungen (6,0%). Hierbei war die Syndesmose in 5 Fällen rupturiert, und die Tibiahinterkante 3mal abgebrochen. Bi- und trimalleoläre knöcherne Läsionen lagen bei 35 Patienten (26,1%) vor. 24 Syndesmosenrupturen und 14 Tibiakantenfrakturen kamen bei dieser Kombination vor.

Gröbere Läsionen der Taluskante wurden bei 3 bimalleolären Frakturen (2,2%) beobachtet. Von den insgesamt 84 Syndesmosenrupturen (62,7%) waren 67 ligamentäre Läsionen und 17 knöcherne Ausrisse an Fibula oder Tibia. Die 25 Tibiahinterkantenfrakturen (13,9%) verteilten sich auf 7 schalenförmige, extraartikuläre Abrisse, 13 Tibiakantenfragmente nicht größer als 2/7 des sagittalen Tibiaquerschnittes und 5 große Tibiakantenfragmente.

#### 5.6.3.2 Stabilisierungsverfahren (Abb. 42)

Plattenosteosynthesen (n = 134) mit Drittelrohrplatten wurden bei allen fibularen Läsionen durchgeführt; 111mal (82,8%) wurden zusätzliche Zugschrauben verwandt. Die Plattenlänge schwankte zwischen 5- und 8-Loch-Drittelrohrplatten, am meisten wurden 6-Loch-Drittelrohrplatten implantiert. Am Innenknöchel wurden 8 Bänder genäht, und 29 knöcherne Läsionen mit Malleolar- und 4,0-Spongiosaschrauben (82,9%), 5 mit Zuggurtungsosteosynthesen (14,3%) und 1 mit Schraube und Kirschner-Draht (2,8%) stabilisiert. Bei 17 Tibiakantenfragmenten (68,0%) wurden Schraubenosteosynthesen mit 4,0-Spongiosa-

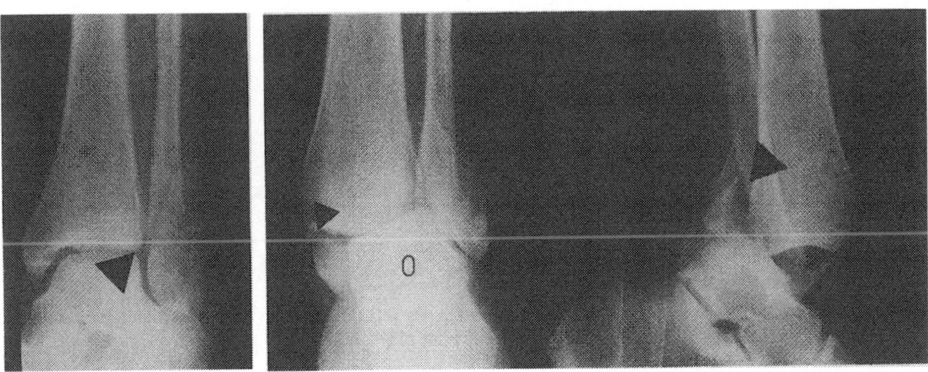

**Abb. 41.** Frakturlokalisation beim Typ Weber B

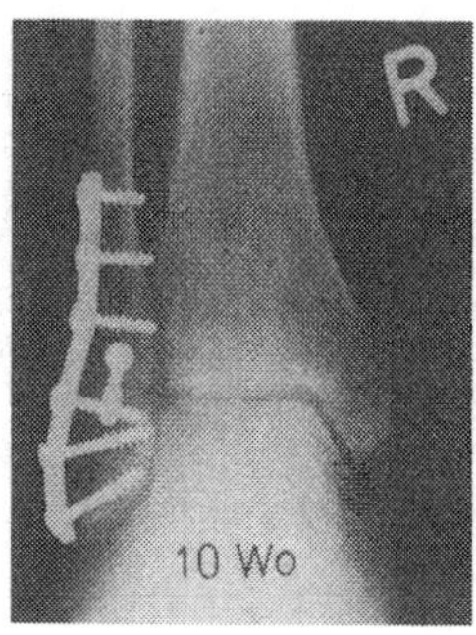

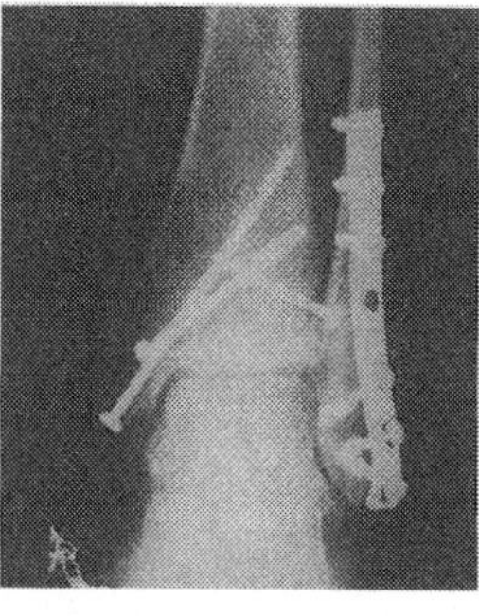
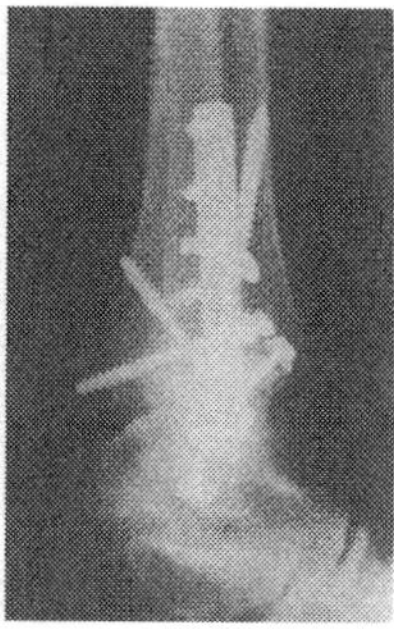

**Abb. 42.** Osteosyntheseverfahren beim Typ Weber B

schrauben durchgeführt. Gerissene ventrale Syndesmosenbänder wurden 67mal (79,8%) mit Bandnaht versorgt und 17mal (20,2%) mit einzelnen Schrauben refixiert.

5.6.3.3 Klinische Untersuchungsergebnisse

Ihre volle berufliche und außerberufliche Aktivität hatten 121 Patienten (90,3%) wiedererlangt. Leichte Einschränkungen bei sportlichen Aktivitäten gaben 12 Patienten (9,0%) an. Über eingeschränkte berufliche Aktivität klagte nur 1 Patient (0,7%). Völlig schmerzfrei waren 102 Patienten (76,2%). Wetterfühligkeit oder leichte Schmerzen nach starker Belastung gaben 29 Patienten (21,6%) an. Beschwerden beim Normalgang hatte nur 1 Patient (0,7%), während schon bei aktiver Bewegung 2 Patienten (1,5%) unter Schmerzen litten.

Das Gangbild war bei 123 Patienten (19,6%) völlig unauffällig. Eine leichte Behinderung ohne Hinken wurde bei 10 Patienten (7,5%), deutliches Hinken nur bei 1 Patienten (0,7%) festgestellt. 106 Patienten (79,1%) bzw. 117 (87,3%) demonstrierten im oberen bzw. unteren Sprunggelenk eine freie Beweglichkeit. Leichte Funktionseinbußen im oberen Sprunggelenk zeigten 25 (18,7%), im unteren Sprunggelenk 15 Patienten (11,2%). Eine Funktionseinbuße von mehr als $10^{0}$ am oberen Sprunggelenk, bzw. von nicht mehr als die Hälfte am unteren Sprunggelenk hatten jeweils 2 Patienten (1,5%). Bei 1 Patienten mit bimalleolärer Fraktur war 50 Wochen nach der Operation wegen rasch zunehmender, schmerzhafter Arthrose eine Arthrodese des oberen Sprunggelenkes durchgeführt worden.

Alle Operationsnarben waren reizlos verheilt. Umfangdifferenzen der Knöchelregion bis 1 cm fanden sich bei 13 (9,7%), bis 2 cm bei 4 Patienten (3,0%) und seitengleiche Umfangmaße zeigten 117 Patienten (87,3%).

5.6.3.4 Röntgenbefunde

128 Osteosynthesen (95,5%) waren anatomisch perfekt. Anatomische Unstimmigkeiten fanden sich 2mal lateral (1,5%) und 4mal an Hinterkantenfragmenten (3,0%). Ohne röntgenologisch erkennbare Veränderungen waren 94 Frakturen (70,2%) verheilt. Bandverkalkungen wurden in 25 Fällen (18,6%) gesehen. Die Syndesmose war 7mal (5,2%) und Außen- oder Innenband 18mal (13,4%) verkalkt. Arthrotische Gelenkveränderungen bestanden bei 15 Frakturen (11,2%). Bezüglich der Schweregradeinteilung nach Bargon u.

Henkemeyer (1977) befanden sich 8 Arthrosen (53,3%) im Stadium I, 4 (26,7%) im Stadium II und 3 (20,0%) im Stadium III.

Mit 4 Arthrosen und einer Arthroserate von 4,4% war das Ausheilungsergebnis der isolierten fibularen Läsionen (n = 91) mit und ohne Syndesmosenruptur fast immer gut. Die bi- und trimalleolären Frakturen (n = 43) heilten in 11 Fällen mit Arthrose ab. Das entspricht einer erheblich höheren Arthroserate von 25,6%. Auffällig war der signifikant hohe Anteil von 11 Frakturen (73,3%) mit Hinterkantenfragment bei den Arthrosen ($p < 0{,}0001$). Als weitere die Arthroseentstehung fördernde Ursachen müssen geringe anatomische Unstimmigkeiten lateral bzw. an der Hinterkante in 2 (13,3%) bzw. in 4 Fällen (26,7%) und Verkalkungen der Syndesmose (1 Fall mit Osteochondrose) in 4 Fällen (26,7%) angenommen werden. Die 5 Arthrosen ohne morphologisch erkennbare Ursache (33,3%) hatten 4mal eine Fraktur der Hinterkante. Erste Arthrosezeichen wurden bei allen Patienten vor Ablauf 1 Jahres im Röntgenbild beobachtet.

Auch beim Typ Weber B zeigte sich, daß der radiologische Nachweis von Arthrosezeichen durchaus nicht mit der klinischen Ausprägung der Arthrose einherging. Nur 3 Patienten (20,0%) hatten bei der klinischen Auswertung Beschwerden, die über das Maß geringfügiger Beschwerden hinausgingen. Damit ergab sich jedoch eine Übereinstimmung von posttraumatischer Arthrose höheren Schweregrades (Bargon III) und Anzahl der schwerwiegenderen, klinischen Funktionseinschränkungen.

#### 5.6.3.5 Bewertung

*Sehr gute* und *gute* Resultate fanden sich bei 118 Patienten (88,1%). Das Behandlungsergebnis war in 16 Fällen *schlecht.* Nur 1 Patient zeigte in der Gruppe der schlechten Ergebnisse keine röntgenologischen Zeichen einer posttraumatischen Arthrose. Bei einem jungen Mann mit bimalleolärer Läsion entwickelte sich eine rasch fortschreitende, schmerzhafte Arthrose, die nach 50 Wochen zur Arthrodese zwang.

### *5.6.4 Kasuistik Typ Weber B*

***Fall 6:*** Außenknöchelfraktur

| | |
|---|---|
| Patient: | K., J., 69 Jahre, männlich |
| Unfallart: | Treppensturz |
| Versorgung: | Primär, Plattenosteosynthese und Zugschraube Fibula |
| Verlauf: | Ohne Komplikationen, 6 Tage Krankenhaus |
| Behandlungsdauer = AU: | 10 Wochen |
| Metallentfernung nach: | – |
| Nachuntersuchung nach: | 316 Wochen |

*Ergebnis:*
Schmerzen (0) – Aktivität (0) – Gehen (0) – OSG (0) – USG (0) – Röntgen (0) = *sehr gut*

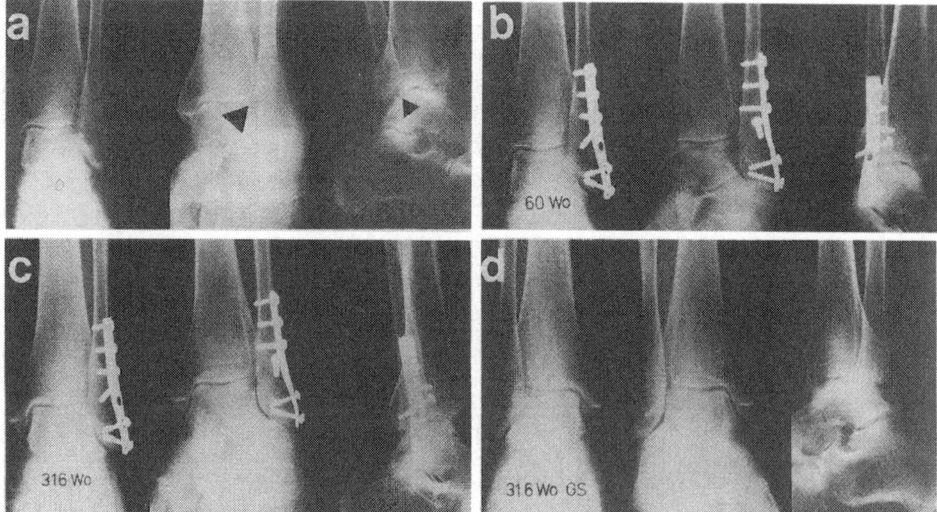


**Abb. 43. a** Außenknöchelfraktur, **b** Osteosynthese mit Drittelrohrplatte und Zugschraube, **c** Ausheilung nach 316 Wochen, **d** Kontrolle Gegenseite

*Fall 7:* Außenknöchelfraktur und Syndesmosenruptur

| | |
|---|---|
| Patient: | R., O., 68 Jahre, männlich |
| Unfallart: | Mißtritt auf unebener Erde |
| Versorgung: | Sekundär, Plattenosteosynthese und Zugschraube Fibula, Syndesmosennaht |
| Verlauf: | Ohne Komplikationen, 11 Tage Krankenhaus |
| Behandlungsdauer = AU: | 12 Wochen |
| Metallentfernung nach: | – |
| Nachuntersuchung nach: | 270 Wochen |

*Ergebnis:*
Schmerzen (0) – Aktivität (0) – Gehen (0) – OSG (0) – USG (0) – Röntgen (1) = *gut*

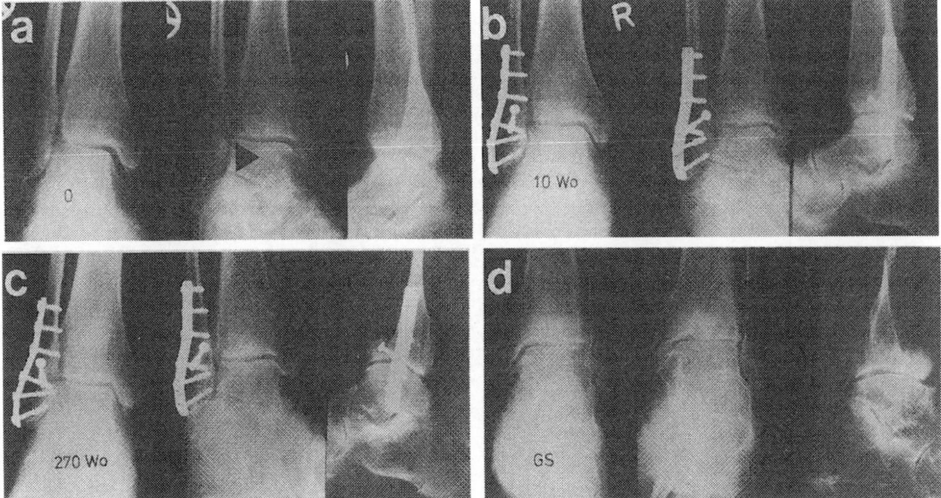


**Abb. 44.** **a** Außenknöchelfraktur, **b** Osteosynthese mit Drittelrohrplatte und Zugschraube, **c** Ausheilung nach 270 Wochen, **d** Kontrolle Gegenseite: 12 Jahre alte, konservativ behandelte Luxationsfraktur mit Arthrose

*Fall 8:* Außenknöchelfraktur und Syndesmosenruptur

| | |
|---|---|
| Patient: | G., P., 33 Jahre, männlich |
| Unfallart: | Skisturz |
| Versorgung: | Primär, Plattenosteosynthese und Zugschraube Fibula, Syndesmosennaht |
| Verlauf: | Ohne Komplikationen, 9 Tage Krankenhaus |
| Arbeitsunfähigkeit: | 4 Wochen |
| Metallentfernung nach: | 48 Wochen |
| Nachuntersuchung nach: | 132 Wochen |

*Ergebnis:*
Schmerzen (0) – Aktivität (0) – Gehen (0) – OSG (0) – USG (0) – Röntgen (1) = *gut*

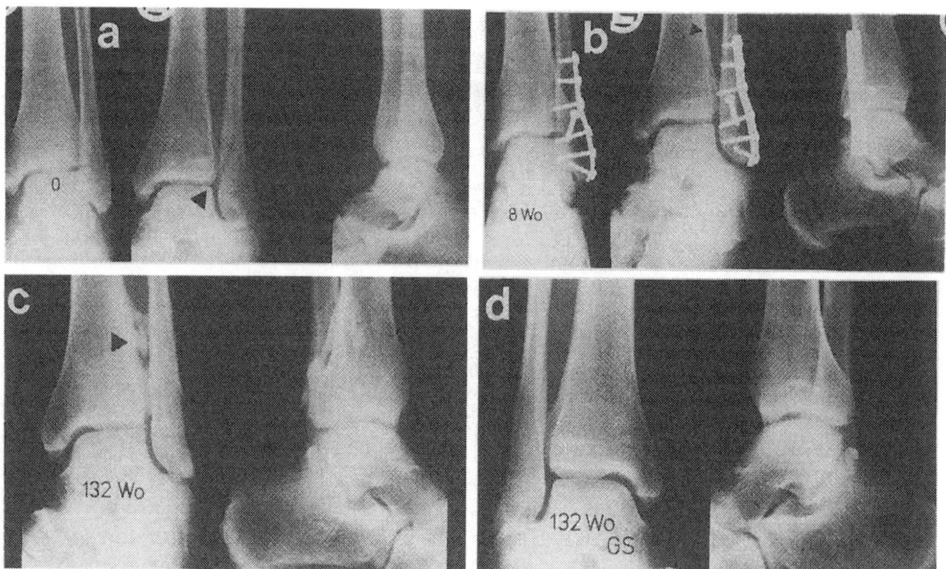


**Abb. 45. a** Außenknöchelfraktur, **b** Osteosynthese mit Drittelrohrplatte und Zugschraube, **c** Ausheilung nach 132 Wochen, trotz suprasyndesmaler Verkalkung keine Arthrose, **d** Kontrolle Gegenseite

*Fall 9:* Außenknöchelfraktur und Syndesmosenruptur

| | |
|---|---|
| Patient: | L., K.-H., 52 Jahre, männlich |
| Unfallart: | Skisturz |
| Versorgung: | Sekundär, Plattenosteosynthese und Zugschraube Fibula, Syndesmosennaht |
| Verlauf: | Plattenbettinfekt, 8 Tage Krankenhaus |
| Arbeitsunfähigkeit: | 13 Wochen |
| Metallentfernung nach: | 8 Wochen |
| Nachuntersuchung nach: | 157 Wochen |

*Ergebnis:*
Schmerzen (0) – Aktivität (0) – Gehen (0) – OSG (0) – USG (0) – Röntgen (1) = *gut*

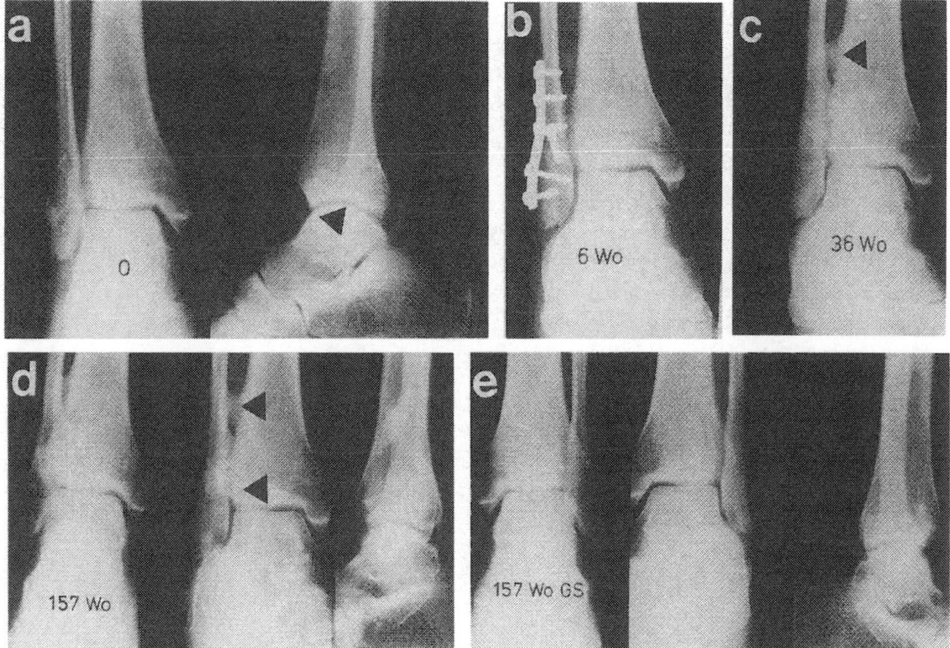


**Abb. 46. a** Außenknöchelfraktur, **b** Osteosynthese mit Drittelrohrplatte und Zugschraube, **c** Verkalkungen bereits nach 36 Wochen ausgeprägt, **d** Ausheilung nach 157 Wochen, trotz syndesmaler und suprasyndesmaler Verkalkung keine Arthrose, **e** Kontrolle Gegenseite

*Fall 10:* Außenknöchelfraktur, Syndesmosenruptur, Innenbandruptur, schalenförmiger, extraartikulärer Abriß Tibiahinterkante

| | |
|---|---|
| Patient: | H., I., 50 Jahre, weiblich |
| Unfallart: | Sturz auf Teppich |
| Versorgung: | Primär, Plattenosteosynthese Fibula, Syndesmosennaht, Naht Lig. deltoideum |
| Verlauf: | Ohne Komplikationen, 6 Tage Krankenhaus |
| Arbeitsunfähigkeit: | 8 Wochen |
| Metallentfernung nach: | 80 Wochen |
| Nachuntersuchung nach: | 340 Wochen |

*Ergebnis:*
Schmerzen (0) – Aktivität (0) – Gehen (0) – OSG (0) – USG (0) – Röntgen (1) = *gut*

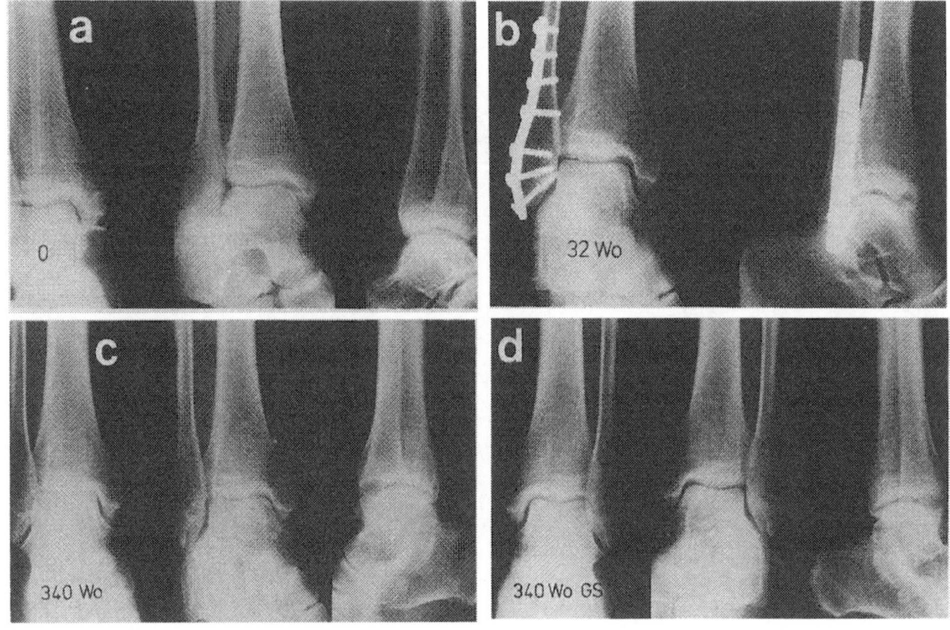


**Abb. 47. a** Außenknöchelfraktur, schalenförmiger Abriß Tibiahinterkante, **b** Osteosynthese mit Drittelrohrplatte, **c** Ausheilung nach 340 Wochen, **d** Kontrolle Gegenseite

*Fall 11:* Außenknöchelfraktur und Syndesmosenruptur
Taluszyste nach 38 Wochen, autologe Spongiosaplastik

| | |
|---|---|
| Patient: | Sch., H., 55 Jahre, männlich |
| Unfallart: | Angefahren auf der Straße |
| Versorgung: | Primär, Plattenosteosynthese Fibula, Syndesmosennaht |
| Verlauf: | Zunächst ohne Komplikation, 7 Tage Krankenhaus |
| Arbeitsunfähigkeit: | 12 Wochen |
| Metallentfernung nach: | 26 Wochen |

| | |
|---|---|
| Weiterer Verlauf: | Nach 38 Wochen Schmerzen und Schwellung OSG, Diagnose nach Tomographie: mediale Taluszyste, 42 Wochen nach OP 1 Arthrotomie über Innenknöchelosteotomie, Ausräumung der Zyste und autologe Spongiosaplastik; danach Ausheilung ohne funktionelle Einschränkungen |
| Nachuntersuchung nach: | 318 Wochen |

*Ergebnis:*

Schmerzen (0) – Aktivität (0) – Gehen (0) – OSG (0) –USG (0) – Röntgen (0) = *sehr gut*

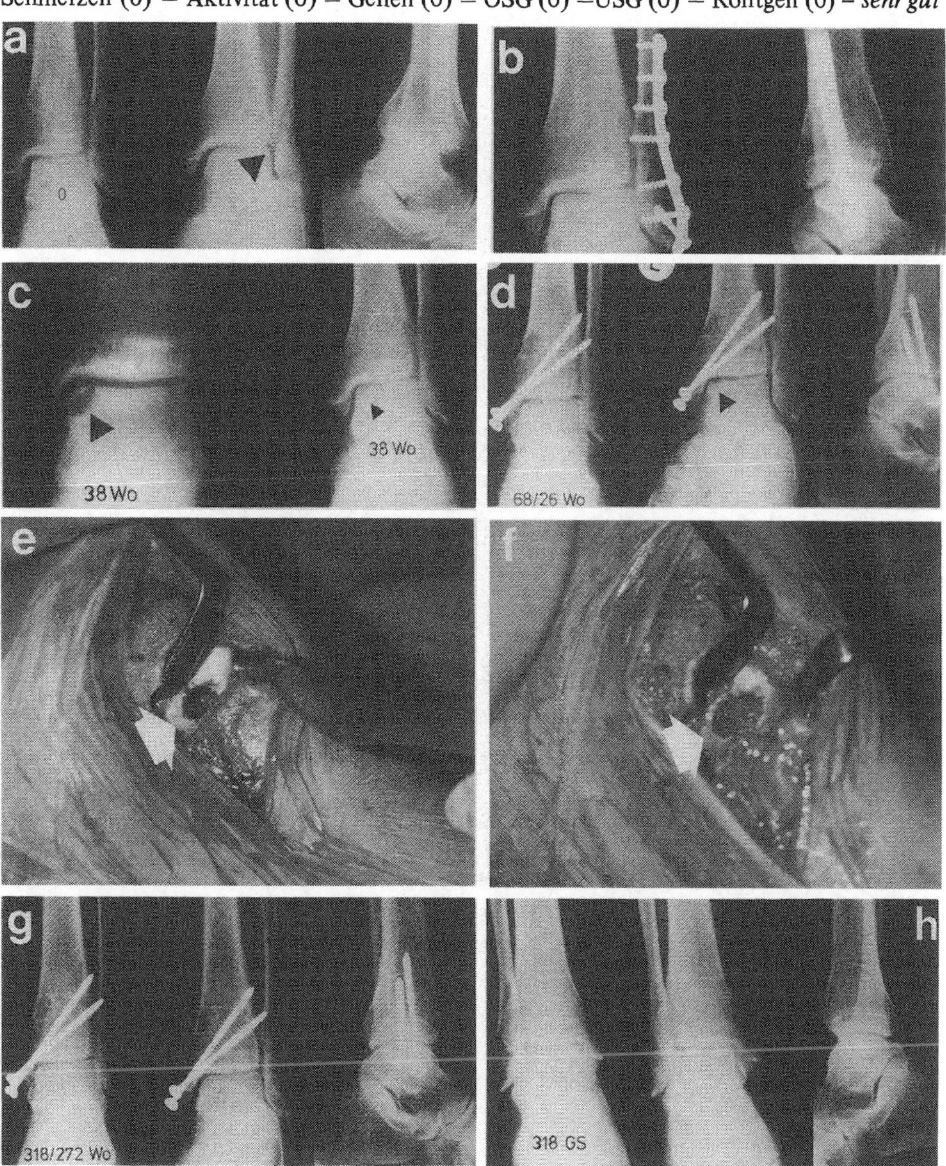


**Abb. 48.** **a** Außenknöchelfraktur, **b** Osteosynthese mit Drittelrohrplatte, **c** Taluszyste medial mit Schmerz und Schwellung, **d** nach Innenknöchelosteotomie und autologer Spongiosaplastik aus der distalen Tibia, **e** Operationssitus der ausgeräumten Taluszyste, **f** Auffüllung mit Spongiosa, **g** Ausheilung nach 318 Wochen, **d** Kontrolle Gegenseite

*Fall 12:* Außenknöchelfraktur, Syndesmosenruptur knöchern tibial, Einstauchung der Tibiavorderkante, Innenknöchelfraktur, Taluskantenläsion

| | |
|---|---|
| Patient: | K., W., 35 Jahre, männlich |
| Unfallart: | Absturz beim Bergsteigen |
| Versorgung: | Primär, Plattenosteosynthese Fibula, Syndesmosenrefixation mit 4,0-Spongiosaschraube, Schraubenosteosynthese Innenknöchel, Knorpel-flake-Entfernung |
| Verlauf: | Ohne Komplikationen, 13 Tage Krankenhaus |
| Arbeitsunfähigkeit: | 7 Wochen |
| Metallentfernung nach: | 70 Wochen |
| Nachuntersuchung nach: | 256 Wochen |
| Diskrepanz: | Klinisch nur geringe Beschwerden, aktiver Bergsteiger |

*Ergebnis:*
Schmerzen (1) – Aktivität (0) – Gehen (0) – OSG (1) – USG (1) – Röntgen (3) = *schlecht*

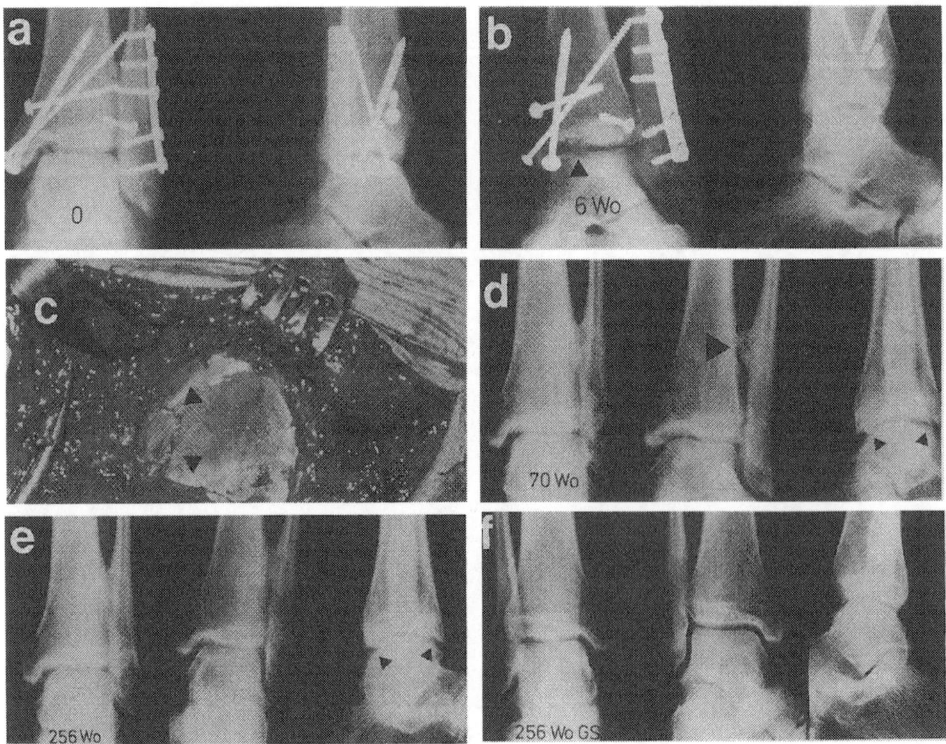


**Abb. 49. a** Plattenosteosynthese Fibula, Syndesmosenrefixation mit 4,0-Spongiosaschraube, Schraubenosteosynthese Innenknöchel, **b** Impression der tibialen Gelenkfläche, **c** Taluskantenläsionen, **d** suprasyndesmale Verkalkung und Arthrose nach 70 Wochen, **e** keine Zunahme der Arthrose bis 256 Wochen, **f** Kontrolle Gegenseite

*Fall 13:* Außenknöchelfraktur, Syndesmosenruptur knöchern tibial, Innenknöchelfraktur

| | |
|---|---|
| Patient: | C., G., 37 Jahre, weiblich |
| Unfallart: | Mißtritt auf ebener Erde |
| Versorgung: | Primär, Plattenosteosynthese Fibula, Syndesmosenrefixation mit Schraube, Schraubenosteosynthese Innenknöchel |
| Verlauf: | Ohne Komplikationen, 12 Tage Krankenhaus |
| Arbeitsunfähigkeit: | 12 Wochen |
| Metallentfernung nach: | – |
| Nachuntersuchung nach: | 321 Wochen |
| Diskrepanz: | Klinisch geringe Beschwerden, aktive Freizeitsportlerin |

*Ergebnis:*
Schmerzen (1) – Aktivität (1) – Gehen (0) – OSG (0) – USG (1) – Röntgen (3) = *schlecht*

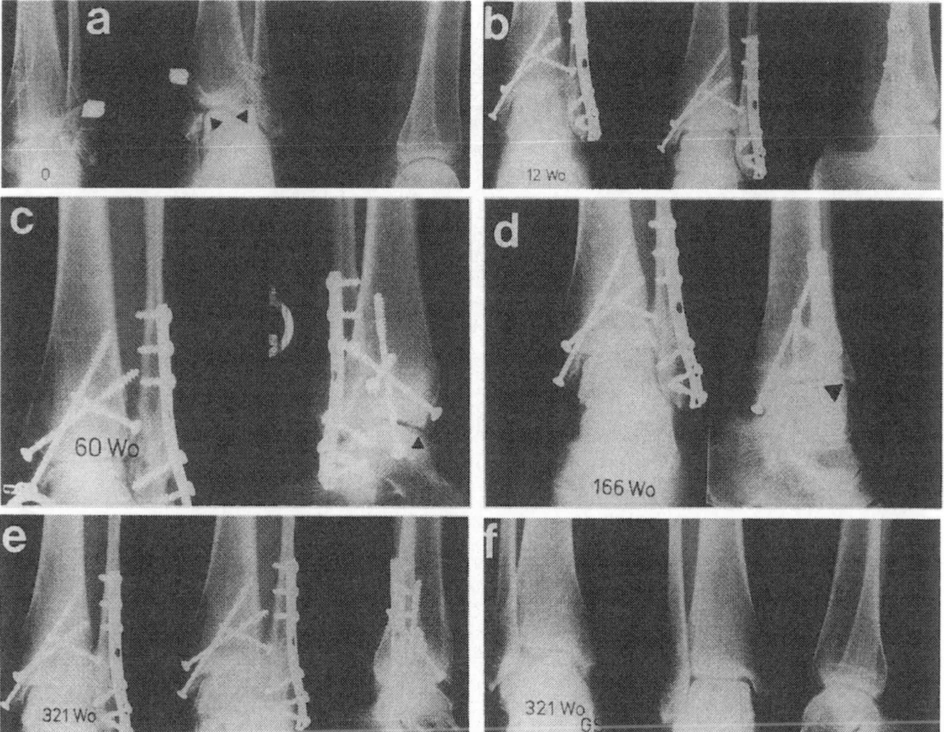


**Abb. 50. a** Nach Erstreposition Ruhigstellung in pneumatischer Schiene, **b** Plattenosteosynthese Fibula (laterodorsale Lage), Syndesmosenrefixation mit 4,0-Spongiosabschraube, Schraubenosteosynthese Innenknöchel, **b** Impression der tibialen Gelenkfläche, **c** erste Arthrosezeichen, **d** Zunahme der Arthrose nach 166 Wochen, **e** keine Zunahme der Arthrose bis 321 Wochen, **f** Kontrolle Gegenseite

***Fall 14:*** Außenknöchelfraktur, Syndesmosenruptur knöchern fibular, Innenknöchelfraktur, intraartikuläres Hinterkantenfragment

| | |
|---|---|
| Patient: | Sch., E., 52 Jahre, weiblich |
| Unfallart: | Mißtritt auf ebener Erde |
| Versorgung: | Primär, Plattenosteosynthese und Zugschrauben Fibula, Syndesmosenrefixation fibular mit Schraube und Unterlegscheibe, Schraubenosteosynthese Innenknöchel, 4,0-Spongiosaschraube Hinterkante |
| Verlauf: | Ohne Komplikation, 13 Tage Krankenhaus |
| Arbeitsunfähigkeit: | 16 Wochen |
| Metallentfernung nach: | 60 Wochen |
| Nachuntersuchung nach: | 227 Wochen |
| Diskrepanz: | Keine, Arthrose klinisch relevant |

*Ergebnis:*
Schmerzen (1) – Aktivität (2) – Gehen (1) – OSG (1) – USG (0) – Röntgen (3) = *schlecht*

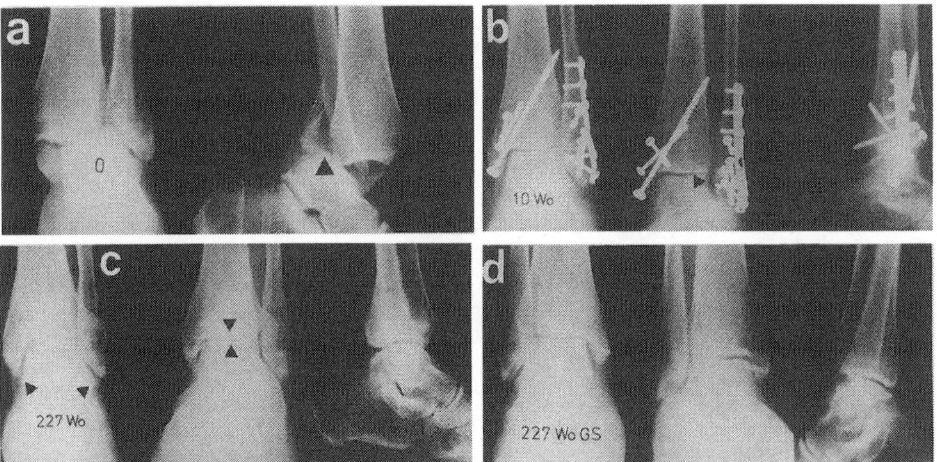


**Abb. 51. a** Trimalleoläre Luxationsfraktur, **b** Plattenosteosynthese und Zugschrauben-Fibula, Syndesmosenrefixation fibular mit 4,0-Spongiosaschraube, Schraubenosteosynthese Innenknöchel, 4,0-Spongiosaschraube Hinterkante, **c** trotz anatomischer Rekonstruktion Arthrose Grad I, **d** Kontrolle Gegenseite

*Fall 15:* Außen- und Innenknöchelfraktur, Syndesmosenruptur

| | |
|---|---|
| Patient: | M., M., 16 Jahre, männlich |
| Unfallart: | Verkehrsunfall |
| Versorgung: | Primär, Plattenosteosynthese Fibula, Syndesmosennaht, Schraubenosteosynthese Innenknöchel |
| Verlauf: | Hautkontusion, Hämatom, Hautnekrose, Spalthaut, abgeheilt, 26 Tage Krankenhaus |
| Arbeitsunfähigkeit: | 24 Wochen |
| Metallentfernung nach: | 121 Wochen |
| Diskrepanz: | Keine, Arthrodese |

*Ergebnis:*
Schmerzen (1) – Aktivität (3) – Gehen (2) – OSG (4) – USG (2) – Röntgen (3) = *schlecht*

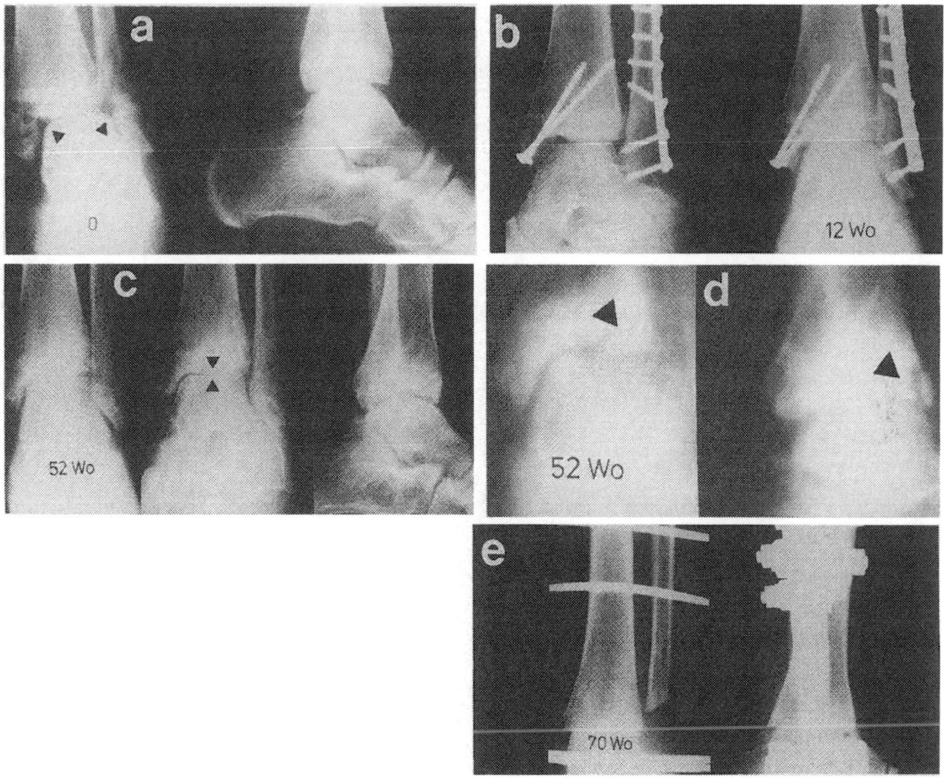


**Abb. 52. a** Bimalleoläre Luxationsfraktur, **b** Plattenosteosynthese Fibula, Syndesmosennaht, Schraubenosteosynthese Innenknöchel, **c** schmerzhafte Arthrose nach 52 Wochen, **d** laterale Epiphysennekrose, **e** Arthrodese mit Fixateur externe

### *3.6.5 Nachuntersuchungsergebnisse Typ Weber C*

96 von 123 Patienten (78,0%) wurden nachuntersucht. Durchschnittlich fand die Nachuntersuchung 4,1 (2–9) Jahre nach der Operation statt. Die Krankenhausverweildauer und Dauer der Arbeitsunfähigkeit waren beim Typ Weber C im Mittel mit 16 Tagen bzw. 15 Wochen am längsten.

#### 5.6.5.1 Pathologische Anatomie

Alle offenen Frakturen im Erwachsenenalter fanden sich beim Typ Weber C (Abb. 53). In der nachuntersuchten Gruppe waren 4 Frakturen offen (4,2%), geschlossen waren 92 Frakturen (95,8%). Die beiden offenen Frakturen, bei denen nach erfolglosem Erhaltungsversuch eine Amputation durchgeführt werden mußte, wurden nicht nachuntersucht. Der Schweregrad der Verletzungen nahm deutlich zu, und pro Fraktur waren 3,6 Läsionen der Knöchelgabel vorhanden. Die Kombination einer Fibulafraktur mit Innenbandruptur kam 46mal (47,9%) vor, wobei in 6 Fällen eine hohe Fibulafraktur vom Typ Maisonneuve vorlag. Zusätzliche Tibiakantenfrakturen fanden sich bei 20 (43,5%) und zusätzliche Talusläsionen bei 2 Frakturen (4,4%) dieser Kombination. Fibulafrakturen und knöcherne Läsionen des Malleolus medialis wurden 50mal (52,1%) beobachtet. In dieser Gruppe waren 2 hohe Fibulafrakturen (4,0%) vom Typ Maisonneuve, 34 trimalleoläre Läsionen (68,0%) und 2 Talusläsionen (4,0%).

Die Syndesmose war in allen Fällen gerissen. Es handelte sich 72mal (75,0%) um Bandrisse und 24mal (25,0%) um knöcherne Ausrisse an Tibia oder Fibula. Die insgesamt 54 Tibiahinterkantenfrakturen (56,25%) verteilten sich auf 12 schalenförmige, extraartikuläre Abrisse, 26 Tibiakantenfragmente nicht größer als 2/7 des sagittalen Tibiaquerschnittes und 16 große Tibiakantenfragmente.

#### 5.6.5.2 Stabilisierungsverfahren

Die Auswahl der Osteosyntheseverfahren unterschied sich grundsätzlich nicht von den beim Typ Weber B angewandten Verfahren (Abb. 54). An der Fibula wurden 90 Plattenosteosynthesen mit Drittelrohrplatten (93,75%) durchgeführt. Bei 76 Osteosynthesen (84,4%) wurde eine zusätzliche Zugschraube verwandt.

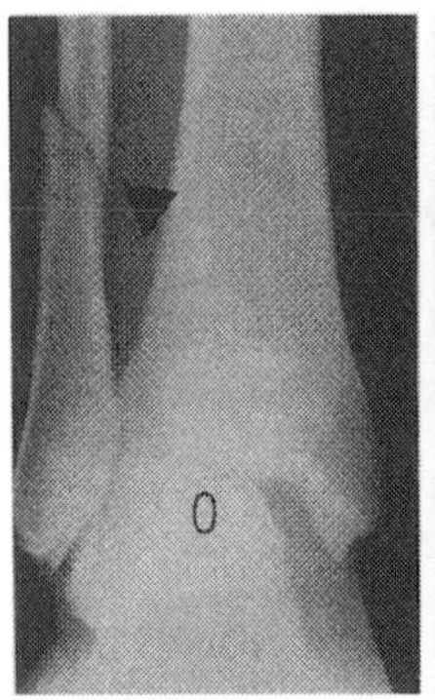


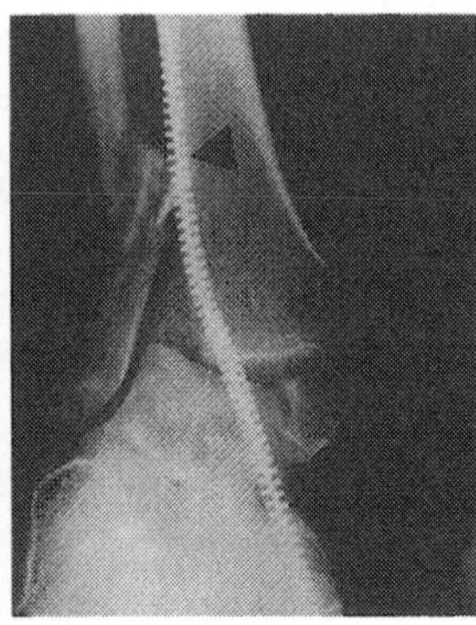

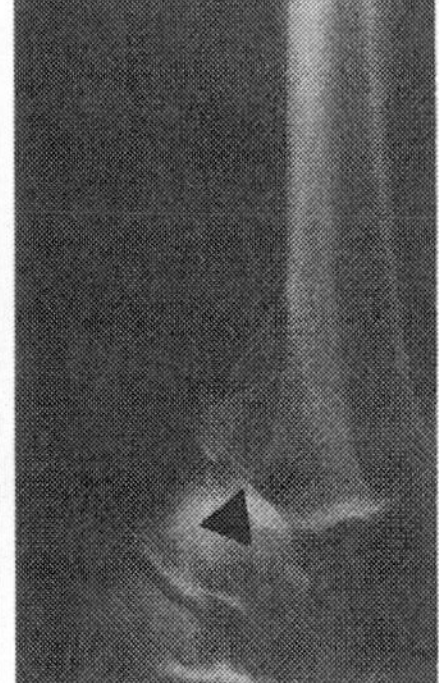

**Abb. 53.** Frakturlokalisation beim Typ Weber C

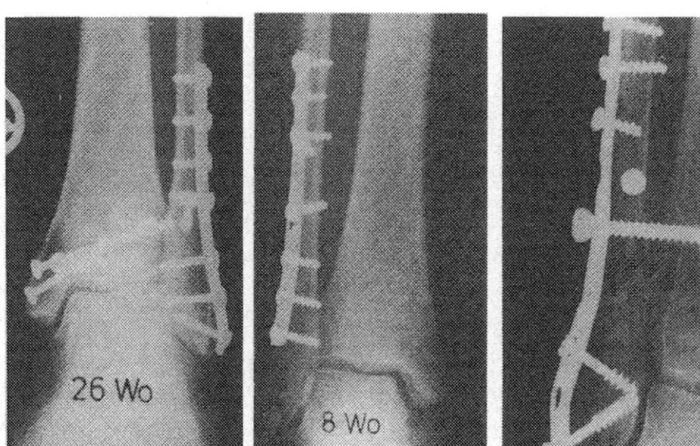

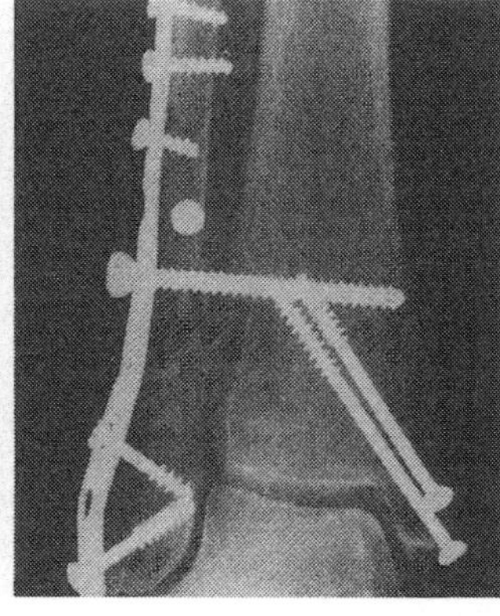
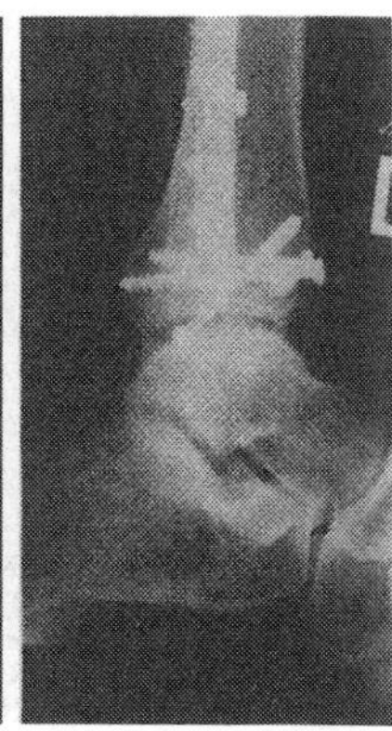

**Abb. 54.** Osteosyntheseverfahren beim Typ Weber C

Die Plattenlänge schwankte zwischen 5- und 12-Loch-Drittelrohrplatten. Am häufigsten wurden 7-Loch-Drittelrohrplatten gebraucht. Lediglich bei den hohen Fibulafrakturen vom Typ Maisonneuve wurde 6mal eine Schraubenosteosynthese und 5mal eine Stellschraube verwandt. Eine Indikation für die Anwendung der Stellschraube sehen wir zudem nur bei diesem Frakturtyp mit Instabilität der Knöchelgabel bei Totalzerreißung der Syndesmose und der Membrana interossea.

Die ligamentären Läsionen am Malleolus medialis wurden 23mal mit Bandnähten (50,0%) versorgt. Die knöchernen Läsionen wurden 43mal mit Malleolar- oder 4,0-Spongiosaschrauben (86,0%), 2mal mit Schraube und Kirschner-Draht (4,0%) und 5mal mit Zuggurtung (10,0%) stabilisiert. Die Tibiahinterkantenläsionen wurden 40mal indirekt von ventral mit 4,0-Spongiosaschrauben (74,1%) und 1mal mit Schraube und Kirschner-Draht (1,9%) stabilisiert. An der Syndesmose wurden 72 Bandnähte (75,0%) und 24 Refixationen mit einzelnen Schrauben durchgeführt (25,0%).

5.6.5.3 Klinische Untersuchungsergebnisse

Vollständig ohne Beschwerden waren 63 Patienten (65,6%). Wetterfühligkeit und geringe Schmerzen nach starker Belastung gaben 25 Patienten (26,0%) an. Beschwerden beim Normalgang hatten 6 Patienten (6,3%) und Schmerzen schon bei aktiver Bewegung 2 Patienten (2,1%). Wiedererlangung der vollen Aktivität oder nur leicht eingeschränkte außerberufliche Aktivität gaben 81 (84,4%) bzw. 8 Patienten (8,3%) an. Über aufgehobene außerberufliche Aktivität klagten 6 (6,3%) und über eine eingeschränkte berufliche Aktivität nur 1 Patient (1,0%).

Ein normales Gangbild zeigten 84 (87,5%), eine leichte Behinderung ohne Hinken 5 Patienten (5,2%). Leichtes Hinken wurde bei 3 Patienten (3,1%) und ein deutliches Hinken bei 4 Patienten (4,2%) festgestellt. Freie Beweglichkeit im oberen und unteren Sprunggelenk bestand bei 71 (73,9%) bzw. 84 Patienten (87,5%). Eine leichte Funktionseinbuße hatten 19 (19,8%) bzw. 8 Patienten (8,3%). Stärkere Bewegungseinschränkungen von mehr als $10^{o}$ am oberen Sprunggelenk bzw. von nicht mehr als der Hälfte am unteren Sprunggelenk fanden sich bei 2 (2,1%) bzw. 3 Patienten (3,1%). Ein leichter Spitzfuß und ein versteiftes oberes Sprunggelenk nach Arthrodese war bei jeweils 2 Patienten (2,1%) vorhanden.

Eine Funktionseinbuße von mehr als der Hälfte im unteren Sprunggelenk hatte nur 1 Patient (1,0%).

Reizlose Narbenverhältnisse fanden sich bei 95 (99,0%) Patienten. Ein Patient hatte ein Ulcus cruris bei chronisch venöser Insuffizienz. 76 Patienten (79,2%) hatten seitengleiche Umfangmaße. Umfangdifferenzen bis 1 cm bestanden bei 16 Patienten (16,7%), bis 2 cm bei 3 (3,1%) und bis 3 cm bei 1 Patienten (1,0%).

5.6.5.4 Röntgenbefunde

83 Osteosynthesen (86,5%) waren anatomisch perfekt. Minimale anatomische Unstimmigkeiten fanden sich 3mal lateral (3,1%), 1mal medial (1,0%) und 9mal an Hinterkantenfragmenten (9,4%). Ohne röntgenologisch erkennbare Veränderungen waren 48 Frakturen (50,0%) verheilt. Bandverkalkungen waren in 25 Fällen (26,1%) vorhanden. Die Syndesmose war 6mal (6,3%) und der Außen- oder Innenbandapparat war 19mal (19,8%) betroffen. Arthrotische Gelenkveränderungen bestanden bei 22 Frakturen (22,9%). Gemäß der Einteilung nach Bargon u. Henkemeyer (1977) waren 9 Arthrosen dem Stadium I (40,9%), 3 dem Stadium II (13,6%) und 10 Arthrosen dem Stadium III (45,5%) zuzuordnen. In allen Fällen waren die ersten radiologischen Arthrosezeichen bereits vor Ablauf des 1. Jahres nach der Operation erkennbar.

Bei den Frakturen mit ligamentärer Innenknöchelläsion (n = 46) fanden sich 6 Arthrosen, entsprechend einer Arthroserate von 13,0%. Wesentlich höher war der Anteil der Arthrosen (n = 16) bei den knöchernen Innenknöchelläsionen (n = 50). Das bedeutet einen Anstieg der Arthroserate für diese Frakturen auf 32,0%. Dabei hatten sich beim Typ Weber C insgesamt 17 Arthrosen (77,3%) in der Folge einer Fraktur mit Hinterkantenfragmenten entwickelt. Wegen des höheren Anteils der Hinterkantenfragmente gegenüber der Gruppe Weber B lag die Wahrscheinlichkeit allerdings nur auf dem Signifikanzniveau $p < 0{,}025$. Als zusätzliche arthrosefördernde Faktoren fanden sich 3 (13,6%) bzw. 9 (40,9%) anatomische Unstimmigkeiten lateral bzw. am Hinterkantenfragment, 1 Verkalkung der Syndesmose (4,5%) und bei 7 Arthrosen (31,8%) – 6mal mit Fraktur der Hinterkante – konnte keine morphologische Ursache festgestellt werden. Zwei Arthrosen (9,1%) entstanden auf dem Boden eines Gelenkempyems mit raschem Verlauf der Gelenkknorpelzerstörung und Notwendigkeit einer Frühharthrose (Schmit-Neuerburg u. Weiß 1979).

Auch bei den Patienten der Gruppe Weber C zeigte sich eine Diskrepanz zwischen radiologischem Arthrosenachweis und klinischem Beschwerdebild. Elf Patienten (50,0%) hatten nur unwesentliche Einschränkungen. Die anderen 11 Patienten hatten klinisch erfaßbare Verletzungsfolgeschäden zurückbehalten. Dies korrelierte erneut mit der Zahl der Patienten (n = 10) im radiologisch schwersten Stadium III von Bargon u. Henkemeyer (1977).

5.6.5.5 Bewertung

Bei 74 Patienten (77,1%) zeigten sich *sehr gute* und *gute* Resultate. Es mußten 22 Patienten (22,9%) wegen posttraumatischer Arthrose beim Typ Weber C ($p < 0{,}01$) mit *schlecht* bewertet werden. Bei 2 Patienten mußte wegen rapide verlaufender Gelenkzerstörung nach Sprunggelenkempyem eine Versteifungsoperation vorgenommen werden.

### *5.6.6 Kasuistik Typ Weber C*

***Fall 16:*** Außenknöchelfraktur, Syndesmosenruptur, Innenbandruptur

| | |
|---|---|
| Patient: | L., K., 63 Jahre, weiblich |
| Unfallart: | Mißtritt auf unebener Erde |
| Versorgung: | Primär, Plattenosteosynthese Fibula, Syndesmosennaht |
| Verlauf: | Ohne Komplikationen, 8 Tage Krankenhaus |
| Arbeitsunfähigkeit: | 8 Wochen |
| Metallentfernung nach: | – |
| Nachuntersuchung nach: | 416 Wochen |

*Ergebnis:*
Schmerzen (0) – Aktivität (0) – Gehen (0) – OSG (0) – USG (0) – Röntgen (0) = *sehr gut*

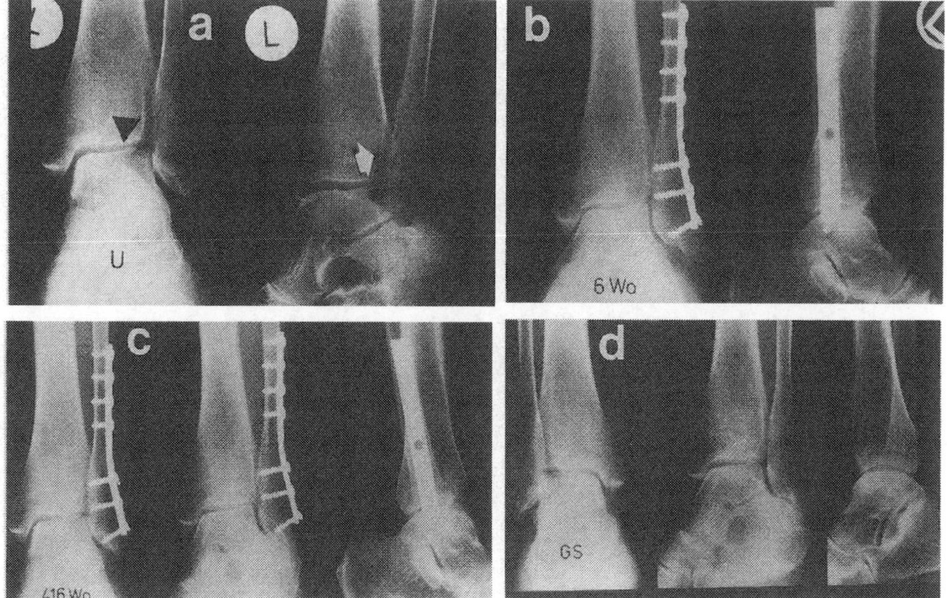


**Abb. 55. a** Außenknöchelfraktur oberhalb der Syndesmose, **b** Osteosynthese mit Drittelrohrplatte, **c** Ausheilung nach 416 Wochen, **d** Kontrolle Gegenseite

***Fall 17:*** Außenknöchel- und Innenknöchelfraktur, knöcherner fibularer Syndesmosenausriß

| | |
|---|---|
| Patient: | M., L., 65 Jahre, weiblich |
| Unfallart: | Sturz auf vereister Straße |
| Versorgung: | Primär, Plattenosteosynthese und Zugschrauben Fibula, Syndesmosenrefixation fibular mit 4,0-Spongiosaschraube Schraubenosteosynthese Innenknöchel |
| Verlauf: | Ohne Komplikationen, 17 Tage Krankenhaus |

Arbeitsunfähigkeit: 14 Wochen
Metallentfernung nach: –
Nachuntersuchung nach: 429 Wochen

*Ergebnis:*
Schmerzen (0) – Aktivität (0) – Gehen (0) – OSG (1) – USG (0) – Röntgen (1) = *gut*

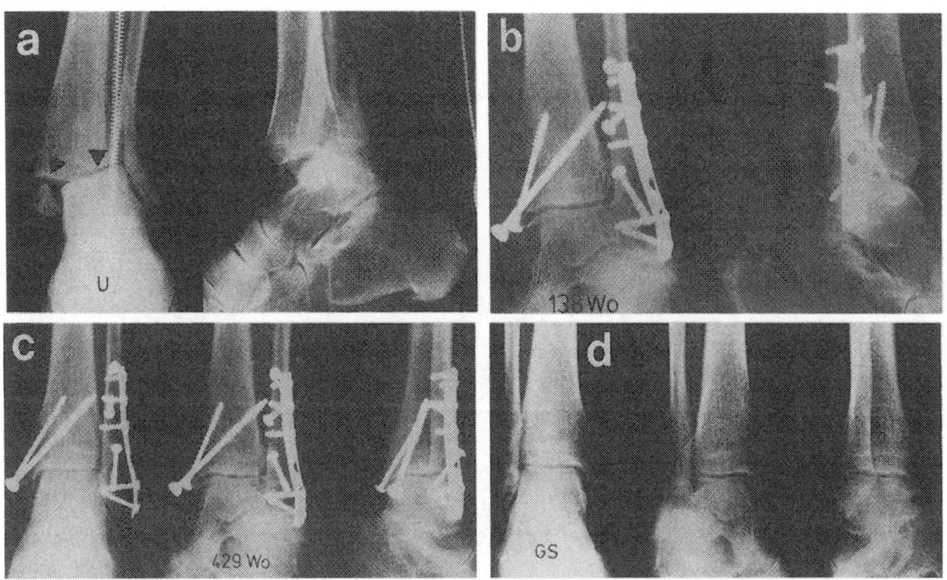


**Abb. 56. a** Bimalleoläre Luxationsfraktur, **b** Plattenosteosynthese und Zugschrauben-Fibula, Syndesmosenrefixation mit 4,0-Spongiosaschraube, Schraubenosteosynthese Innenknöchel, **c** arthrosefreie Ausheilung nach 429 Wochen, **d** Kontrolle Gegenseite

***Fall 18:*** Außenknöchelfraktur mit Trümmerzone, Innenknöchelfraktur, knöcherner tibialer Syndesmosenausriß

Patient: C., P., 66 Jahre, männlich
Unfallart: Treppensturz
Versorgung: Primär, Plattenosteosynthese, Zugschrauben und autologe Spongiosaplastik Fibula, Syndesmosenrefixation tibial mit 4,0-Spongiosaschraube, Schraubenosteosynthese Innenknöchel
Verlauf: Ohne Komplikationen, 8 Tage Krankenhaus
Arbeitsunfähigkeit: 16 Wochen
Metallentfernung nach: –
Nachuntersuchung nach: 257 Wochen

*Ergebnis:*
Schmerzen (1) – Aktivität (0) – Gehen (0) – OSG (0) – USG (0) – Röntgen (2) = *gut*

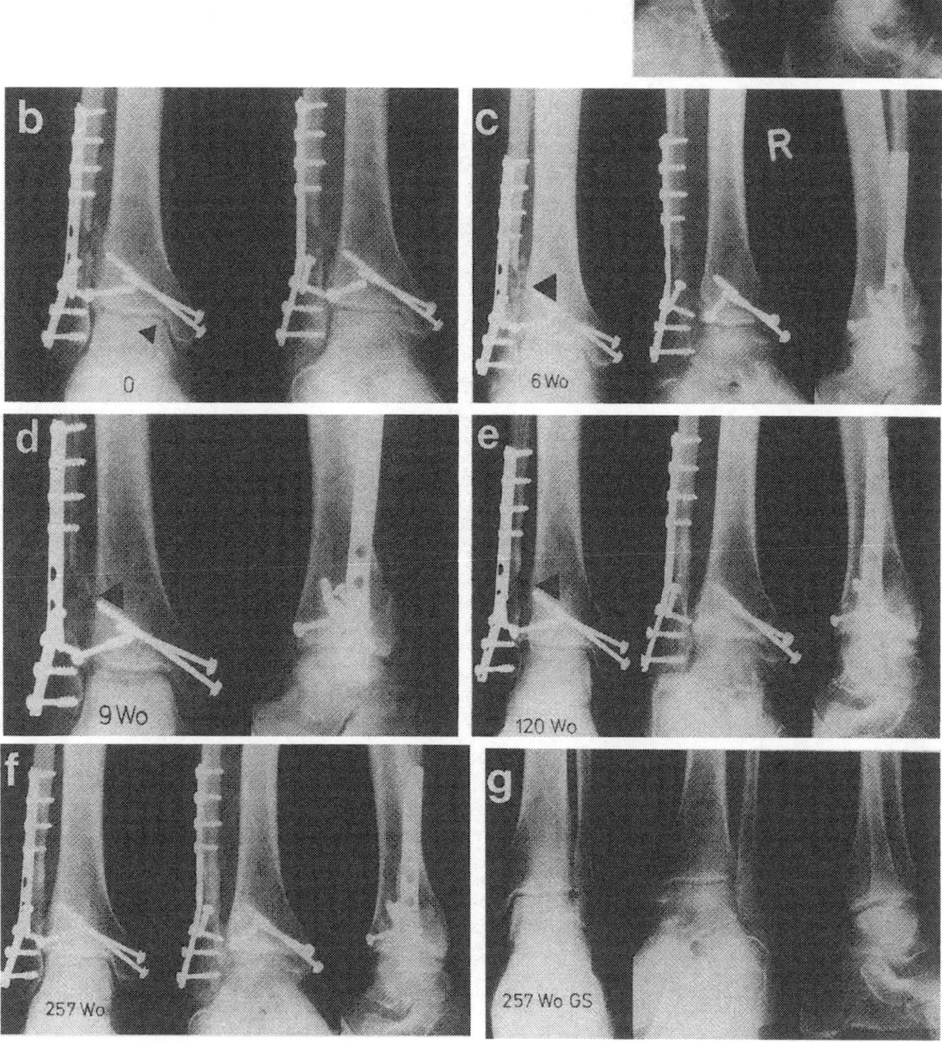


**Abb. 57. a** Bimalleoläre Luxationsfraktur, **b** Plattenosteosynthese, Zugschrauben und Spongiosaplastik Fibula, Syndesmosenrefixation mit 4,0-Spongiosaschraube, Schraubenosteosynthese Innenknöchel mit kleiner Stufe, **c–e** nach vorübergehend verstärktem Knochenabbau Induktion der Osteogenese und Wiederherstellung der Fibulakontinuität, **f** arthrosefreie Ausheilung nach 257 Wochen, **g** Kontrolle Gegenseite

***Fall 19:*** Außenknöchelfraktur, Innenknöchelfraktur, Syndesmosenruptur, Weichteilkontusion

| | |
|---|---|
| Patient: | V., M., 77 Jahre, weiblich |
| Unfallart: | Angefahren auf der Straße |
| Versorgung: | Primär, Plattenosteosynthese und Zugschraube Fibula, Syndesmosennaht und Sicherung mit Stellschraube, noch intraoperativ Korrektur einer Verkürzungsfehlstellung der Fibula, Schraubenosteosynthese Innenknöchel |
| Verlauf: | Ohne Komplikationen, sekundäre Spalthautdeckung der Hautkontusion, 26 Tage Krankenhaus |
| Behandlungsdauer: | 14 Wochen |
| Metallentfernung nach: | 8 Wochen Stellschraubenentfernung |
| Nachuntersuchung nach: | 104 Wochen |

*Ergebnis:*
Schmerzen (0) – Aktivität (0) – Gehen (0) – OSG (0) – USG (0) – Röntgen (2) = *gut*

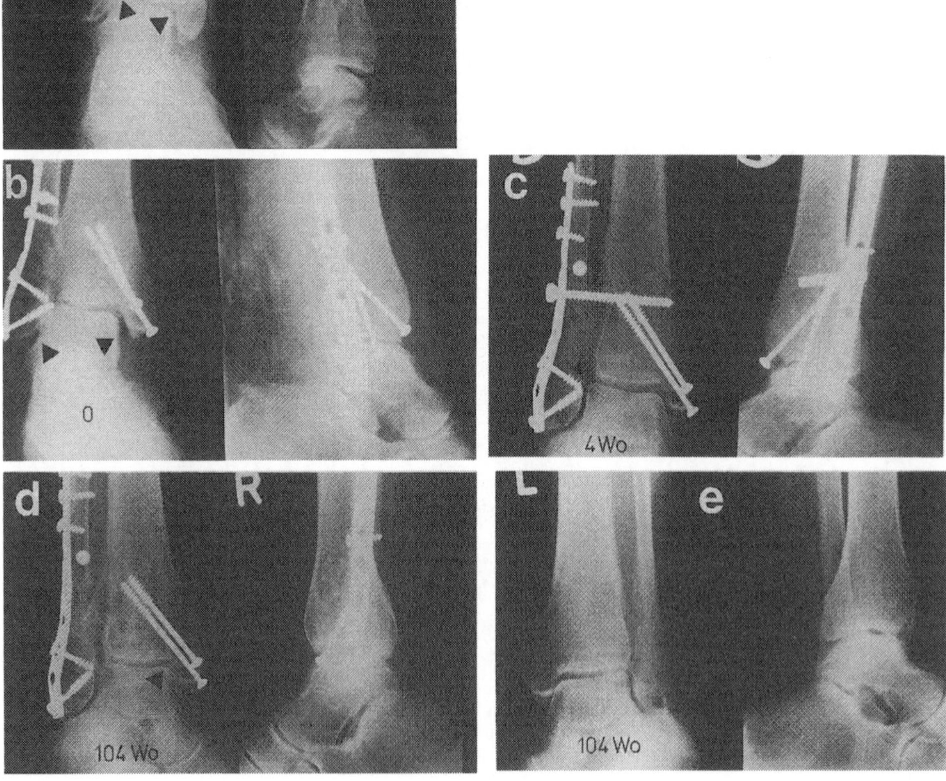


**Abb. 58. a** Bimalleoläre Luxationsfraktur, **b** Inkongruenz Knöchelgabel infolge Verkürzung der Fibula bei intraoperativer Kontrolle, **c** Korrektur und Sicherung der Syndesmosennaht mit Stellschraube, **d** keine Arthrosezeichen nach 104 Wochen, geringfügige Unstimmigkeit medial, **e** Kontrolle Gegenseite

*Fall 20:* Hohe Fibulafraktur Typ Maisonneuve, Syndesmosenruptur, Innenbandruptur

Patient: St., M., 28 Jahre, männlich
Unfallart: Mißtritt auf unebener Erde
Versorgung: Sekundär, Schraubenosteosynthese Fibula, Syndesmosennaht, Naht des Lig. deltoideum
Verlauf: Ohne Komplikationen, 7 Tage Krankenhaus
Arbeitsunfähigkeit: 12 Wochen
Metallentfernung nach: –
Nachuntersuchung nach: 148 Wochen

*Ergebnis:*
Schmerzen (0) – Aktivität (0) – Gehen (0) – OSG (1) – USG (0) – Röntgen (0) = *gut*

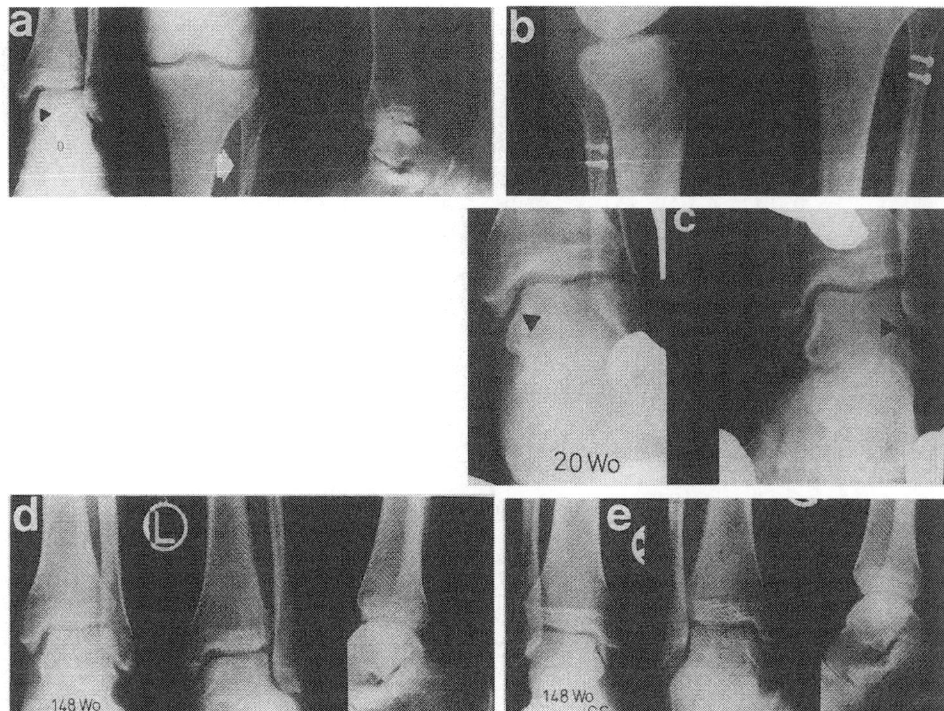


**Abb. 59. a** Innenbandruptur, hohe Fibulafraktur, **b** Osteosynthese mit Schrauben, **c** Überprüfung der Bandstabilität nach 20 Wochen, **d** anatomisch perfekte Ausheilung nach 148 Wochen, **e** Kontrolle Gegenseite

*Fall 21:* Hohe Fibulafraktur Typ Maisonneuve, knöcherner, tibialer Syndesmosenausriß

| | |
|---|---|
| Patient: | St., H., 72 Jahre, weiblich |
| Unfallart: | Treppensturz |
| Versorgung: | Primär, Schraubenosteosynthese Fibula, Syndesmosennaht und Refixation tibial mit Schraube |
| Verlauf: | Ohne Komplikationen, 11 Tage Krankenhaus |
| Behandlungsdauer: | 8 Wochen |
| Metallentfernung nach: | – |
| Nachuntersuchung nach: | 250 Wochen |

*Ergebnis:*
Schmerzen (0) – Aktivität (0) – Gehen (0) – OSG (0) – USG (0) – Röntgen (0) = *sehr gut*

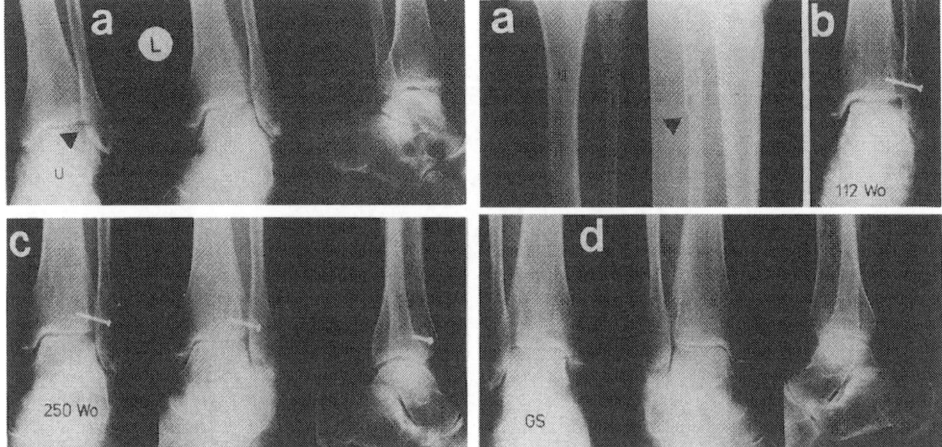


**Abb. 60. a** Hohe Fibulafraktur, schalenförmiger Ausriß der ventralen Syndesmose, **b** Refixation mit Schraube, **c** anatomisch perfekte Ausheilung nach 250 Wochen, **d** Kontrolle Gegenseite

***Fall 22:*** Fibulafraktur oberhalb der Syndesmose, knöcherener, tibialer Syndesmosenausriß, Innenknöchelfraktur, intraartikuläres Hinterkantenfragment

| | |
|---|---|
| Patient: | B., W., 49 Jahre, männlich |
| Unfallart: | Sturz auf vereister Straße |
| Versorgung: | Primär, Plattenosteosynthese und Zugschraube Fibula, tibiale Refixation der Syndesmose mit 4,0-Spongiosaschraube und Unterlegscheibe, Schraubenosteosynthese des Innenknöchels, Schraubenosteosynthese Hinterkantenfragment |
| Verlauf: | Ohne Komplikationen, 7 Tage Krankenhaus |
| Arbeitsunfähigkeit: | 14 Wochen |
| Metallentfernung nach: | 70 Wochen |
| Nachuntersuchung nach: | 205 Wochen |

*Ergebnis:*
Schmerzen (0) – Aktivität (0) – Gehen (0) – OSG (0) – USG (0) – Röntgen (0) = *sehr gut*

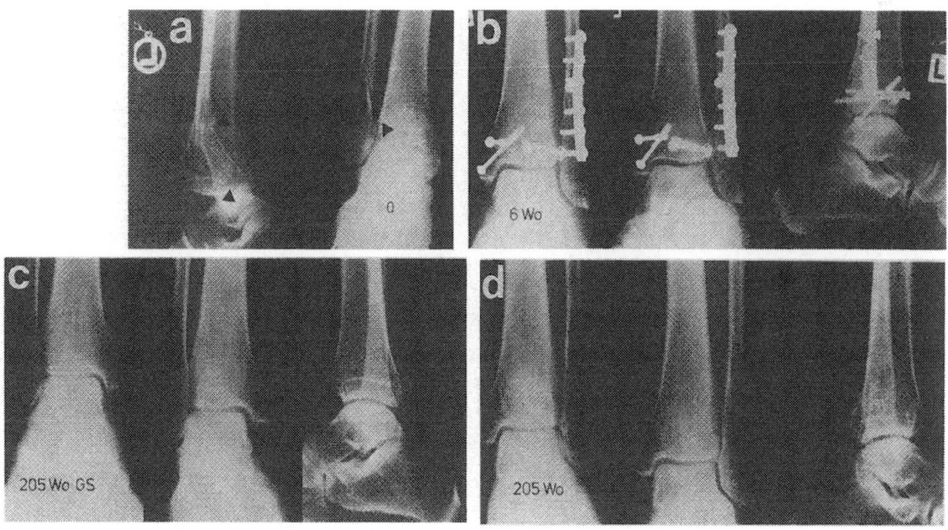


**Abb. 61. a** Fibulafraktur oberhalb der Syndesmose, Innenknöchelfraktur, großes intraartikuläres Hinterkantenfragment, subtotale Luxation des Talus nach dorsal, **b** Osteosynthese mit Drittelrohrplatte und Schrauben, **c** Ausheilung ohne Arthrose nach 205 Wochen, **d** Kontrolle Gegenseite

***Fall 23:*** Fibulafraktur oberhalb der Syndesmose, Syndesmosenruptur, Innenknöchelfraktur, intraartikuläres Hinterkantenfragment

| | |
|---|---|
| Patient: | D., I., 41 Jahre, weiblich |
| Unfallart: | Treppensturz |
| Versorgung: | Primär, Plattenosteosynthese und Zugschraube Fibula, Syndesmosennaht, Schraubenosteosynthese des Innenknöchels, Schraubenosteosynthese Hinterkantenfragment |
| Verlauf: | Ohne Komplikationen, 13 Tage Krankenhaus |
| Arbeitsunfähigkeit: | 14 Wochen |
| Metallentfernung nach: | 52 Wochen |
| Nachuntersuchung nach: | 356 Wochen |

*Ergebnis:*
Schmerzen (0) – Aktivität (0) – Gehen (0) – OSG (1) – USG (0) – Röntgen (1) = *gut*

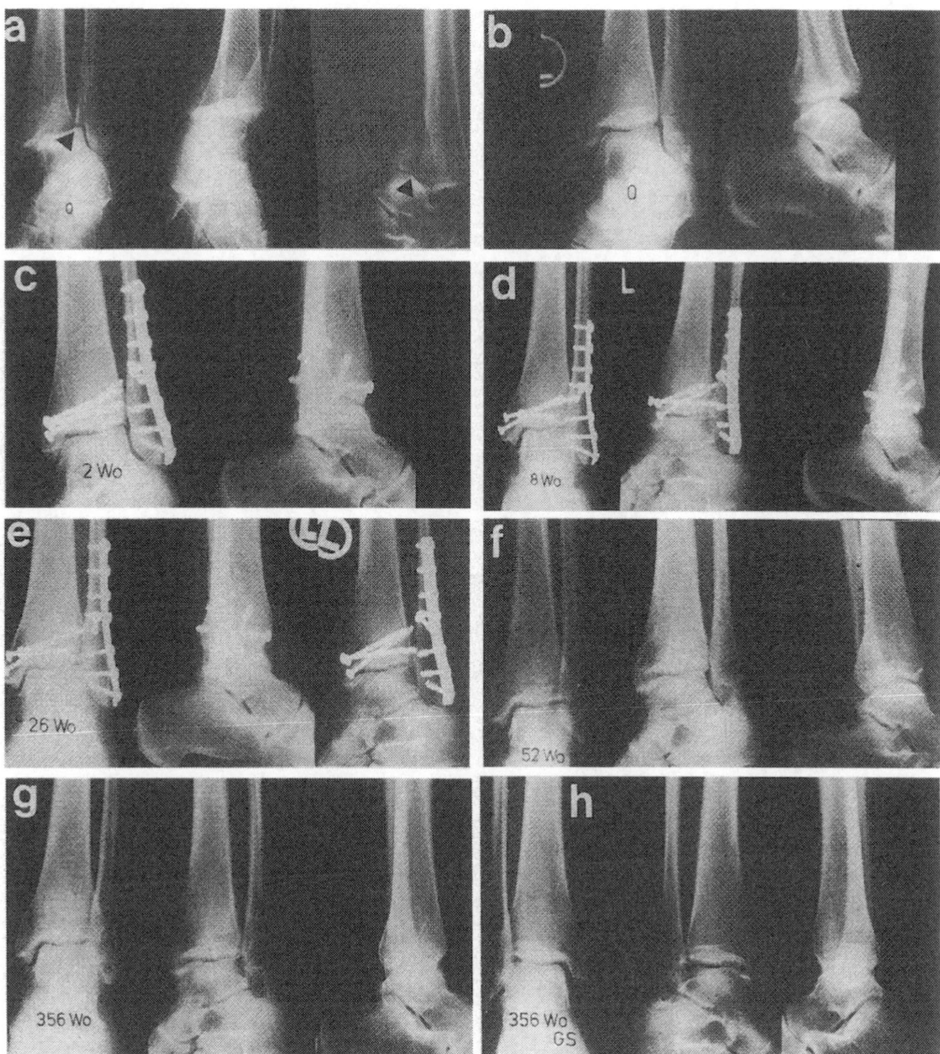


**Abb. 62. a** Fibulafraktur oberhalb der Syndesmose, Innenknöchelfraktur, großes intraartikuläres Hinterkantenfragment, Luxation des Talus nach dorsal, **b** Reposition, **c–e** Osteosynthese mit Drittelrohrplatte und Schrauben, Heilverlauf, **f** Metallentfernung nach 52 Wochen, **g** Ausheilung nach 356 Wochen, Verkalkung Innenband, **h** Kontrolle Gegenseite

***Fall 24:*** Fibulafraktur oberhalb der Syndesmose, Syndesmosenruptur, Innenknöchelfraktur, intraartikuläres Hinterkantenfragment

| | |
|---|---|
| Patient: | F., N., 44 Jahre, männlich |
| Unfallart: | Treppensturz |
| Versorgung: | Sekundär (Spannungsblasen), Plattenosteosynthese und Zugschraube Fibula, Syndesmosennaht, Schraubenosteosynthese Innenknöchel, Schraubenosteosynthese Hinterkantenfragment |
| Verlauf: | Ohne Komplikationen, 16 Tage Krankenhaus |
| Arbeitsunfähigkeit: | 12 Wochen |
| Metallentfernung nach: | 31 Wochen |
| Nachuntersuchung nach: | 408 Wochen |

*Ergebnis:*
Schmerzen (0) – Aktivität (0) – Gehen (0) – OSG (0) – USG (0) – Röntgen (1) = *gut*

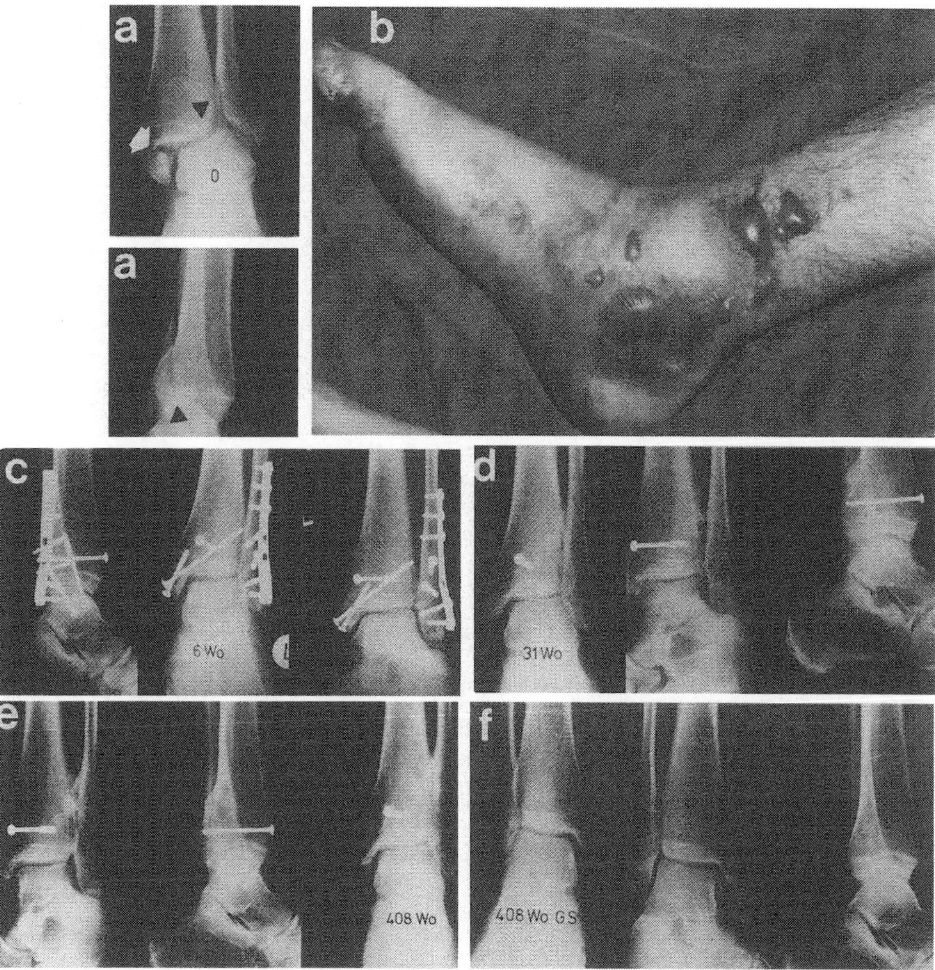


**Abb. 63. a** Fibulafraktur oberhalb der Syndesmose, Innenknöchelfraktur, großes intraartikuläres Hinterkantenfragment, **b** Spannungsblasenbildung, **c** Osteosynthese mit Drittelrohrplatte und Schrauben, **d** Teilmetallentfernung nach 31 Wochen, **e** Ausheilung ohne Arthrose nach 408 Wochen trotz suprasyndesmaler Verkalkung, **f** Kontrolle Gegenseite

*Fall 25:* Hohe Fibulafraktur Typ Maisonneuve, Syndesmosenruptur, Innenknöchelfraktur, Hinterkantenfragment

| | |
|---|---|
| Patient: | M., D., 44 Jahre, männlich |
| Unfallart: | Sturz auf vereister Straße |
| Versorgung: | Primär, Fibula konservativ, Syndesmosennaht und Sicherung mit Stellschraube, Schraubenosteosynthese Innenknöchel und Hinterkantenfragment |
| Verlauf: | Ohne Komplikationen, 12 Tage Krankenhaus |
| Behandlungsdauer: | 20 Wochen |
| Metallentfernung nach: | – |
| Nachuntersuchung nach: | 131 Wochen |

*Ergebnis:*
Schmerzen (0) – Aktivität (0) – Gehen (0) – OSG (1) – USG (0) – Röntgen (1) = *gut*

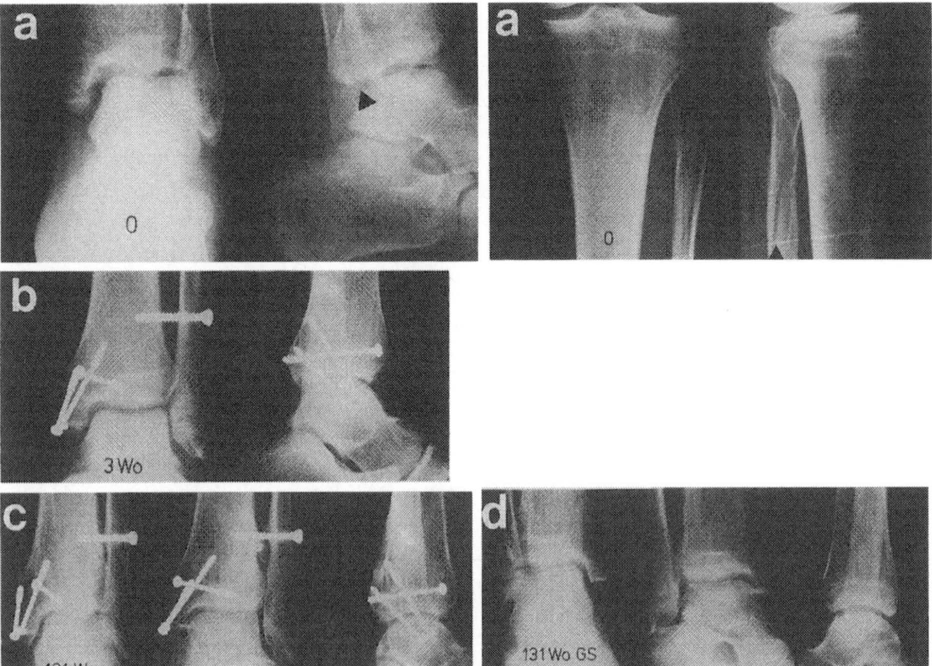


**Abb. 64. a** Hohe Fibulafraktur, Innenknöchelfraktur, Hinterkantenfragment, **b** Syndesmosennaht und Sicherung mit Stellschraube, Schraubenosteosynthese Innenknöchel und Hinterkantenfragment, **c** erst zur Nachuntersuchung (131. Woche) wieder erschienen, Verkalkung der Membrana interossea, Stellschraube ausgelockert, daher keine Verstarrungsarthrose, **d** Kontrolle Gegenseite

*Fall 26:* Fibulafraktur oberhalb der Syndesmose, Syndesmosenruptur, Innenknöchelfraktur, großes, intraartikuläres Hinterkantenfragment, Taluskantenfragment

| | |
|---|---|
| Patient: | Sch., R., 48 Jahre, männlich |
| Unfallart: | Mißtritt auf unebener Erde |
| Versorgung: | Primär, Plattenosteosynthese und Zugschraube Fibula, Syndesmosennaht, Schraubenosteosynthese Innenknöchel, Schraubenosteosynthese Hinterkantenfragment |
| Verlauf: | Ohne Komplikationen, 7 Tage Krankenhaus |
| Arbeitsunfähigkeit: | 22 Wochen |
| Teilmetallentfernung nach: | 62 Wochen |
| Nachuntersuchung nach: | 382 Wochen |

*Ergebnis:*
Schmerzen (1) – Aktivität (0) – Gehen (0) – OSG (2) – USG (1) – Röntgen (4) = *schlecht*

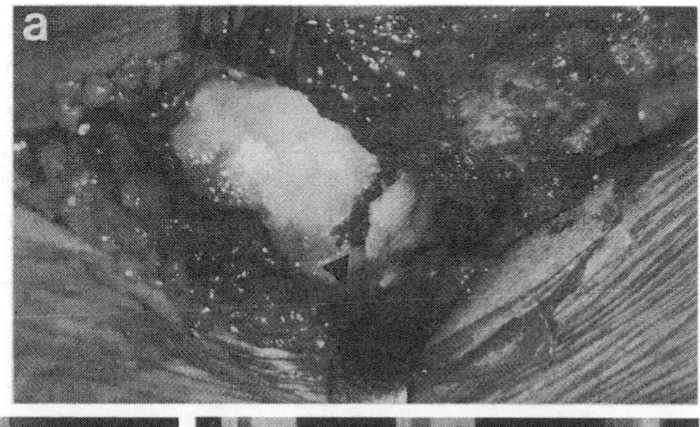


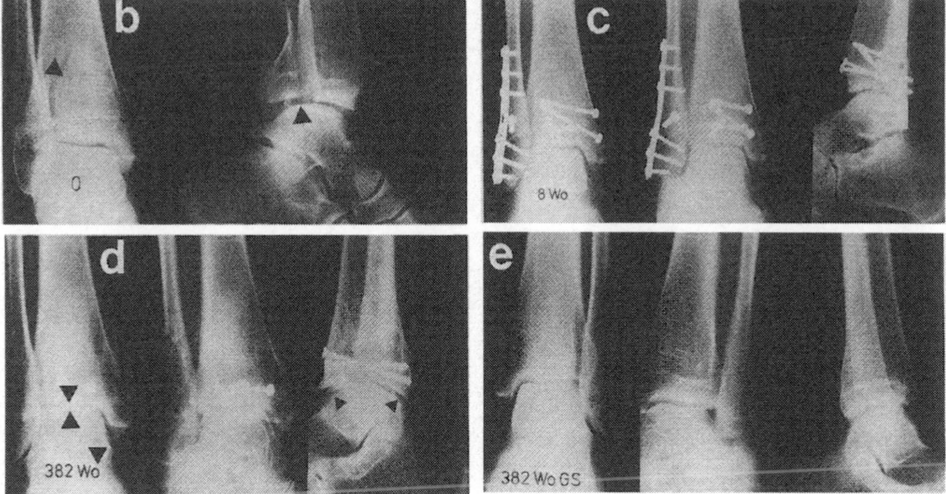


**Abb. 65. a** Flake fracture der medialen Taluskante, **b** Fibulafraktur oberhalb der Syndesmose, Innenknöchelfraktur, großes intraartikuläres Hinterkantenfragment, **c** Osteosynthese mit Drittelrohrplatte und Schrauben, minimale Stufenbildung der Gelenkfläche am Hinterkantenfragment, **d** Arthrose mit Gelenkspaltverschmälerung und Randzackenbildung nach 382 Wochen, **e** Kontrolle Gegenseite

***Fall 27:*** Fibulafraktur oberhalb der Syndesmose, Syndesmosenruptur, Innenknöchelfraktur, kleines extraartikuläres Hinterkantenfragment, offene Fraktur Grad III

| | |
|---|---|
| Patient: | P., I., 37 Jahre, weiblich |
| Unfallart: | Verkehrsunfall |
| Versorgung: | Primär, Plattenosteosynthese Fibula, Syndesmosennaht, Schraubenosteosynthese Innenknöchel |
| Verlauf: | Ohne Komplikationen, 21 Tage Krankenhaus |
| Arbeitsunfähigkeit: | 12 Wochen |
| Metallentfernung nach: | 60 Wochen |
| Nachuntersuchung nach: | 207 Wochen |

*Ergebnis:*
Schmerzen (1) – Aktivität (0) – Gehen (0) – OSG (1) – USG (0) – Röntgen (3) = *schlecht*

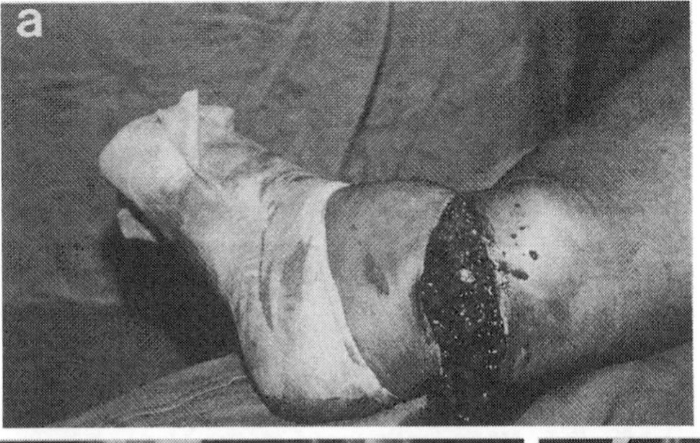


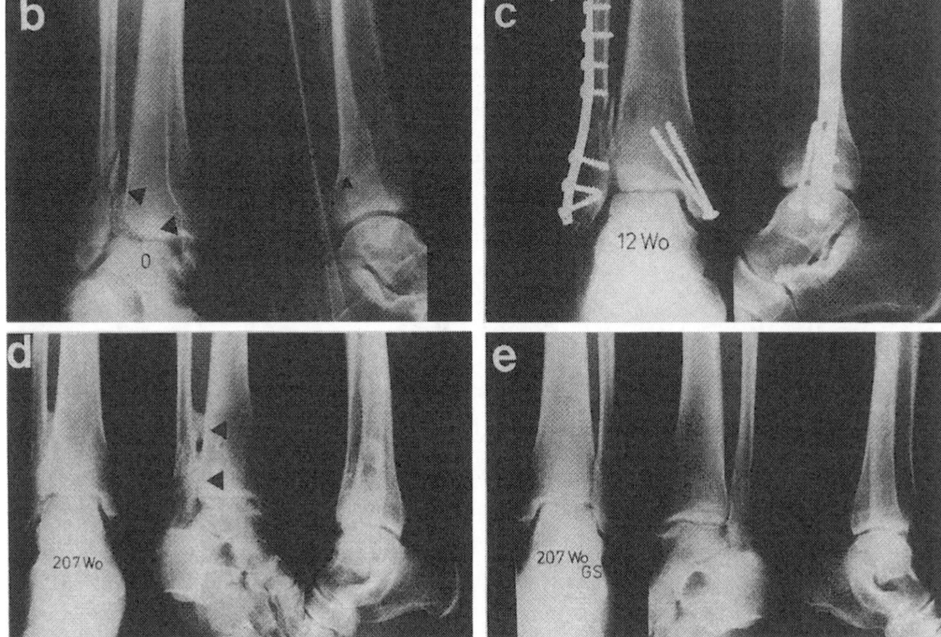


**Abb. 66. a** Offene Fraktur Grad III, **b** Fibulafraktur oberhalb der Syndesmose, Innenknöchelfraktur, kleines extraartikuläres Hinterkantenfragment, **c** Osteosynthese mit Drittelrohrplatte und Schrauben, Verkürzung des Außenknöchels und Klaffen der Knöchelgabel, Verkalkung der Syndesmose und Membrana interossea, **d** Arthrose mit Gelenkspaltverschmälerung und Randzackenbildung nach 207 Wochen, **e** Kontrolle Gegenseite

### 5.6.7 *Nachuntersuchungsergebnisse kindlicher Sprunggelenkfrakturen*

Von 24 Patienten konnten 19 (79,2%) nachuntersucht werden. Die Nachuntersuchung fand im Durchschnitt 4,4 (2–8,3) Jahre nach der Operation statt. Die Krankenhausverweildauer betrug im Mittel 8 Tage. Die Schulfähigkeit trat nach durchschnittlich 6,6 Wochen wieder ein (1 Fall mit besonders langer Dauer wurde extrapoliert).

#### 5.6.7.1 Pathologische Anatomie (Abb. 67)

Es kamen 18 geschlossene Frakturen (94,7%) und 1 offene Fraktur (5,3%) nach einem Verkehrsunfall vor. Als fibulare Läsionen fanden sich 5 Aitken-I-Frakturen (55,6%), 2 Epiphysiolysen (22,2%) und 2 suprasyndesmale Fibulafrakturen (22,2%). Bei den tibialen Läsionen waren Aitken-II-Frakturen mit 10 (52,6%) am häufigsten. Aitken-III-Frakturen kamen 5mal (26,3%), Aitken-I-Frakturen 3mal (15,8%) und Epiphysiolysen 1mal (5,3%) vor. Isolierte tibiale Läsionen waren in 9 Fällen (47,4%) vorhanden. Kombinationen mit fibularen Läsionen kamen in 10 Fällen (52,6%) vor.

#### 5.6.7.2 Stabilisierungsverfahren

Bei den kindlichen Frakturen wurden Osteosynthesen (Abb. 68) mit einem minimalen Aufwand an Implantaten durchgeführt. An der Fibula wurden Kirschner-Drähte in 4 Fällen (44,4%), Drittelrohrplatten in 3 Fällen (33,3%) sowie Schraubenosteosynthese und Bandnaht jeweils in 1 Fall (11,1%) verwendet. Die tibialen Läsionen wurden 15mal (79,0%) mit einzelnen Schrauben und 3mal (15,8%) mit Kirschner-Drähten versorgt.

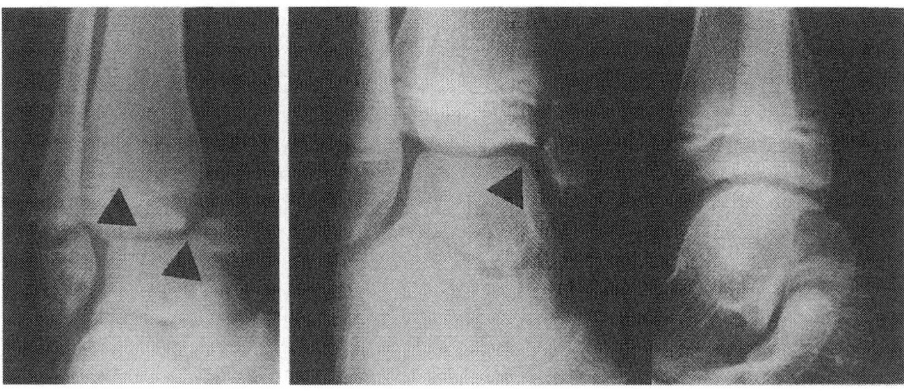

**Abb. 67.** Frakturlokalisation bei kindlichen Frakturen

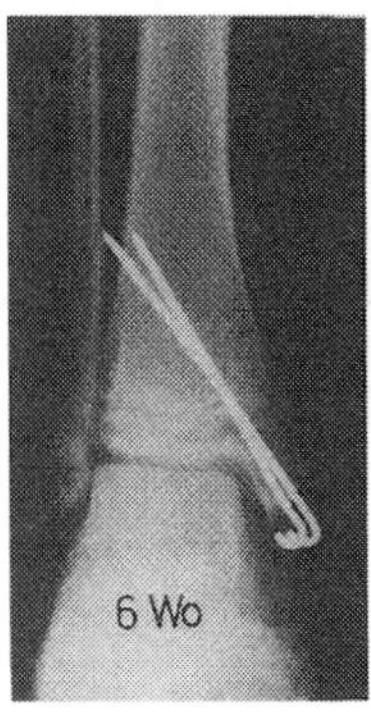

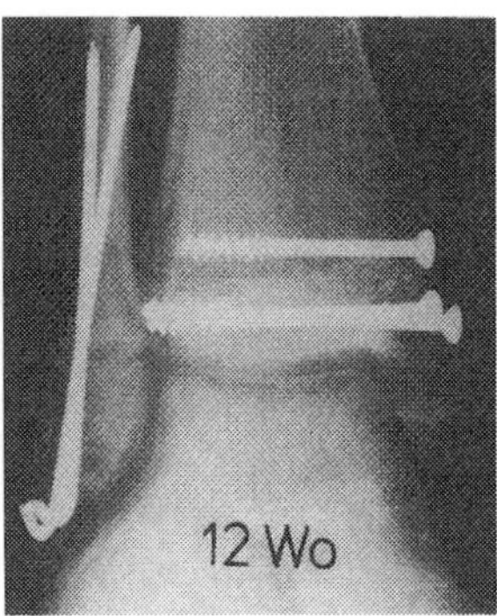

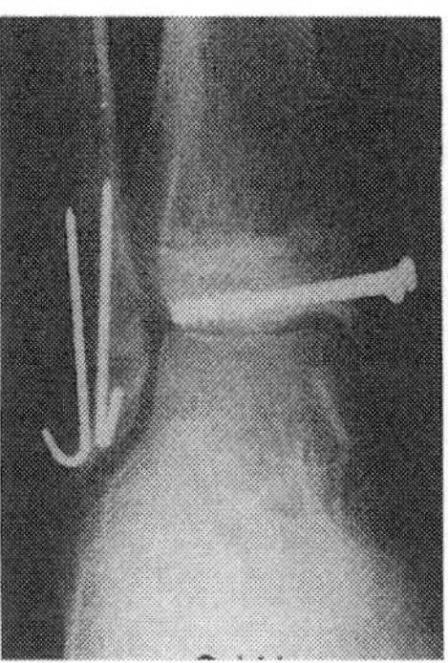
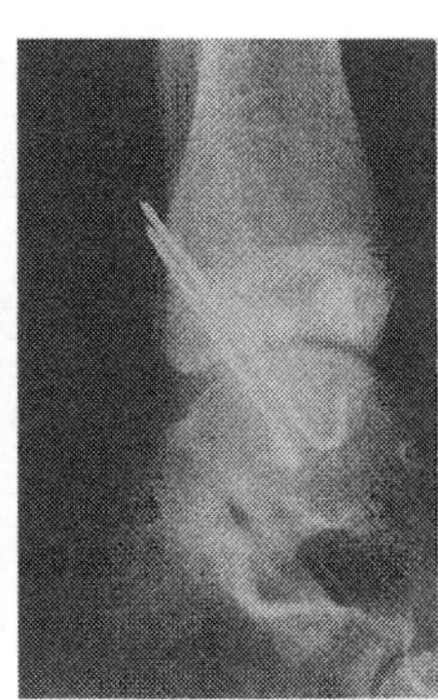

**Abb. 68.** Typische Osteosynthesen bei kindlichen Frakturen

5.6.7.3 Klinische Untersuchungsergebnisse

Völlig beschwerdefrei waren 17 Patienten (89,4%). Geringfügige Beschwerden bei starker Belastung gaben 2 Patienten (10,6%) an. Ihre volle Aktivität hatten 18 Patienten (94,7%) wiedererlangt. Nur 1 Patientin klagte über eine leichte Einschränkung beim Sport.

Ein normales Gangbild ohne Hinken hatten alle 19 Patienten (100%). Freie Beweglichkeit im oberen Sprunggelenk hatten 17 Patienten (89,4%), eine Funktionseinbuße bis $10^{\circ}$ 1 Patient (5,3%) und eine Einbuße von mehr als $10^{\circ}$ ebenfalls 1 Patient (5,3%). 18 Patienten (94,7%) verfügten über eine freie Beweglichkeit des unteren Sprunggelenkes, nur 1 Patient (5,3%) hatte eine leichte Funktioneinbuße. Alle Operationsnarben waren reizlos verheilt und eine Umfangdifferenz der Knöchelregion bis 1 cm bestand nur bei 1 Patienten (5,3%).

5.6.7.4 Röntgenbefunde

17 Frakturen (89,4%) waren anatomisch verheilt. Bei 1 Fraktur (5,3%) war eine leichte Innenbandverkalkung erkennbar. Nach Teilverlust des Außenknöchels infolge offener Verletzung mußte bei 1 weiteren Fraktur (5,3%) wegen leichter arthrotischer Veränderungen und Unstimmigkeit im Bereich des Außenknöchels die Note schlecht vergeben werden. Vorzeitiger Schluß der Epiphysenfuge oder Achsenfehlstellungen wurden nicht beobachtet.

5.6.7.5 Bewertung

Es erhielten 18 Frakturen (94,7%) die Noten *sehr gut* und *gut*, bei 1 Fraktur (5,3%) mußte die Note *schlecht* vergeben werden.

### 5.6.8 *Kasuistik kindlicher Sprunggelenkfrakturen*

***Fall 28:*** Epiphysenfraktur, Aitken-II-Fraktur Tibia

| | |
|---|---|
| Patient: | B., A., 13 Jahre, weiblich |
| Unfallart: | Treppensturz |
| Versorgung: | Primär, Schraubenosteosynthese Tibia |
| Verlauf: | Ohne Komplikationen, 1 Tag Krankenhaus |
| Schulunfähigkeit: | 6 Wochen |
| Metallentfernung nach: | 14 Wochen |
| Nachuntersuchung nach: | 144 Wochen |

*Ergebnis:*
Schmerzen (0) – Aktivität (0) – Gehen (0) – OSG (0) – USG (0) – Röntgen (0) = *sehr gut*

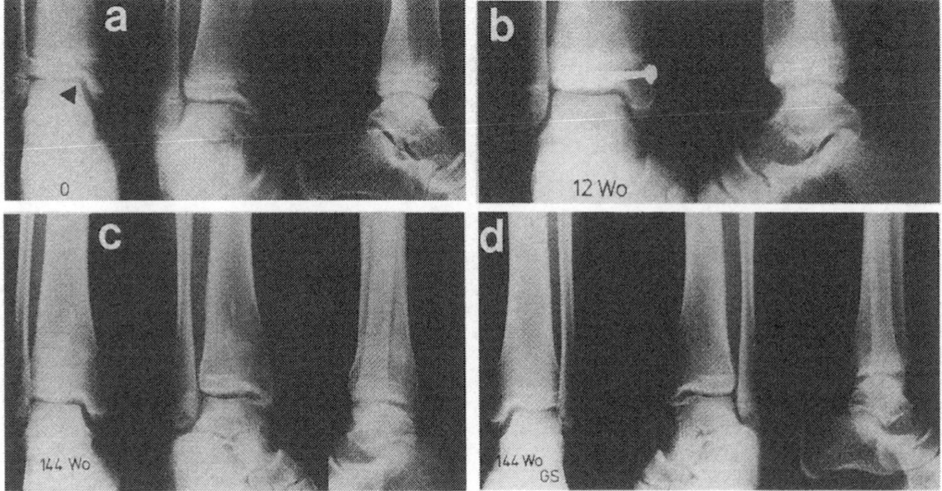


**Abb. 69. a** Aitken-II-Fraktur Tibia medial, **b** Osteosynthese mit 4,0-Spongiosaschrauben, **c** anatomisch perfekte Ausheilung nach 144 Wochen, **d** Kontrolle Gegenseite

***Fall 29:*** Epiphysenfraktur, Aitken-III-Fraktur Tibia

| | |
|---|---|
| Patient: | R., B., 12 Jahre, weiblich |
| Unfallart: | Sturz beim Sport |
| Versorgung: | Primär, Schraubenosteosynthese Tibia |
| Verlauf: | Ohne Komplikationen, 8 Tage Krankenhaus |
| Schulunfähigkeit: | 4 Wochen |
| Metallentfernung nach: | 12 Wochen |
| Nachuntersuchung nach: | 162 Wochen |

*Ergebnis:*
Schmerzen (0) – Aktivität (0) – Gehen (0) – OSG (0) – USG (0) – Röntgen (0) = *sehr gut*

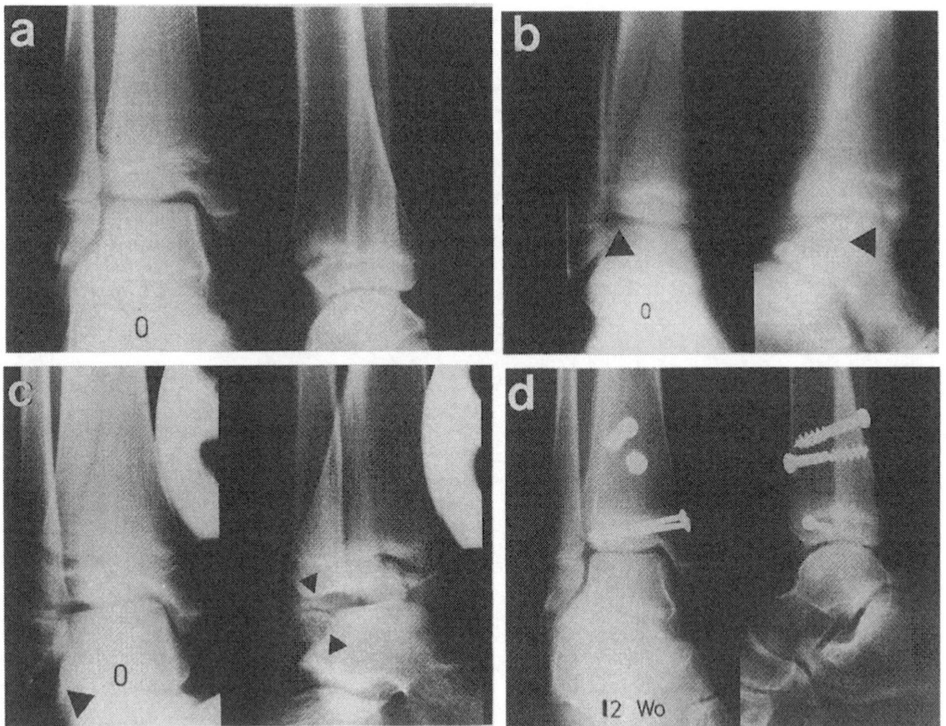


**Abb. 70. a** Aitken-III-Fraktur Tibia stellt sich auf den Standardaufnahmen nicht dar, **b** in der Tomographie und **c** auf den gehaltenen Aufnahmen Nachweis der Fraktur, **d** Osteosynthese mit Spongiosschrauben

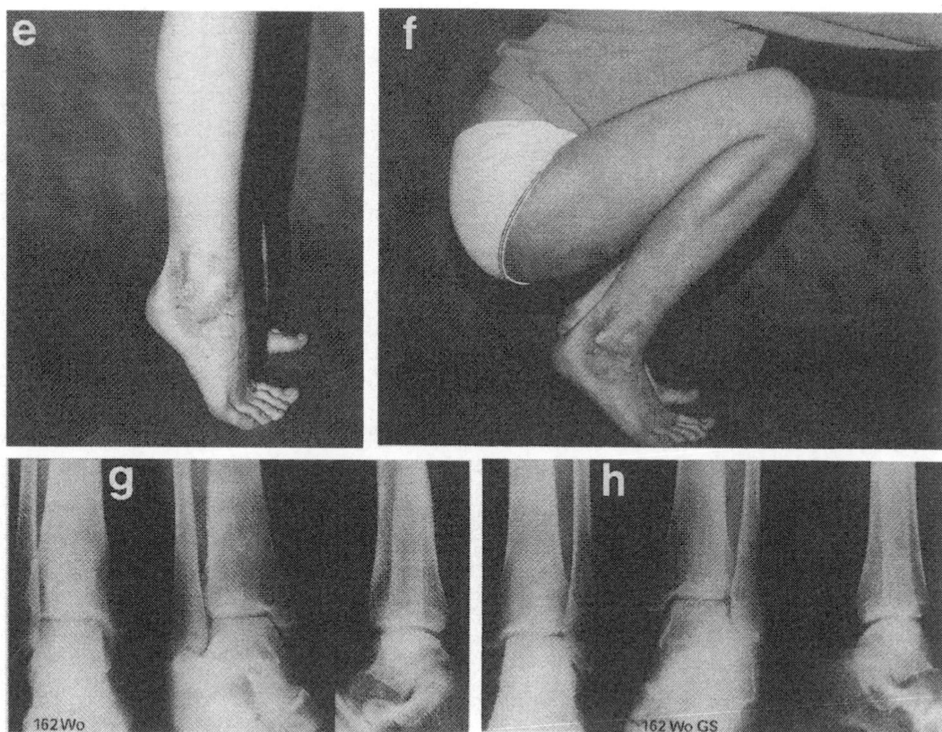


**Abb. 70. e–f** Funktion nach Metallentfernung in der 12. Woche, **g** Ausheilung nach 162 Wochen, kein Fehlwachstum, **h** Kontrolle Gegenseite

*Fall 30:* Epiphysenfraktur, Außenbandruptur, Aitken-II-Fraktur Tibia

| | |
|---|---|
| Patient: | K., Chr., 14 Jahre, weiblich |
| Unfallart: | Mißtritt auf unebener Erde |
| Versorgung: | Primär, Außenbandnaht, Schraubenosteosynthese Tibia |
| Verlauf: | Ohne Komplikationen, 6 Tage Krankenhaus |
| Schulunfähigkeit: | 8 Wochen |
| Metallentfernung nach: | 12 Wochen |
| Nachuntersuchung nach: | 105 Wochen |

*Ergebnis:*
Schmerzen (0) – Aktivität (0) – Gehen (0) – OSG (0) – USG (0) – Röntgen (0) = *sehr gut*

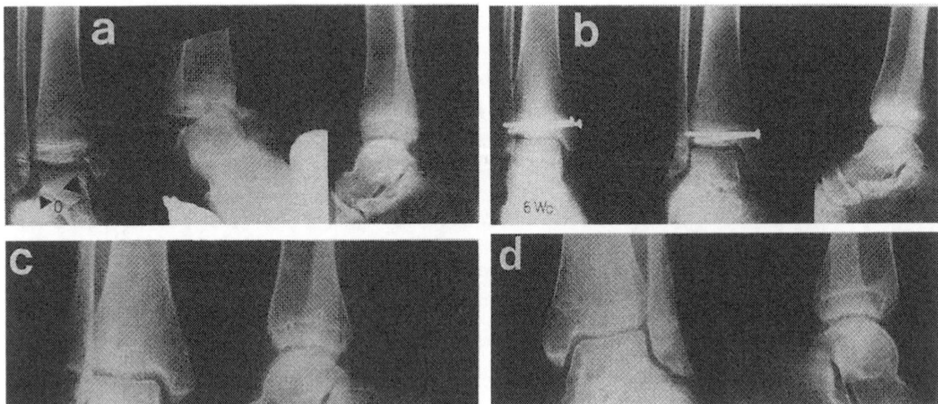


**Abb. 71. a** Außenbandruptur, Aitken-II-Fraktur Tibia medial, **b** Osteosynthese mit 4,0-Spongiosaschrauben, **c** anatomisch perfekte Ausheilung nach 105 Wochen, **d** Kontrolle Gegenseite

*Fall 31:* Epiphysenfraktur, Epiphysiolyse Fibula, Aitken-III-Fraktur Tibia

| | |
|---|---|
| Patient: | H., A., 13 Jahre, männlich |
| Unfallart: | Skisturz |
| Versorgung: | Sekundär, Kirschner-Draht-Osteosynthese Fibula, Schraubenosteosynthese Tibia |
| Verlauf: | Ohne Komplikationen, 5 Tage Krankenhausaufenthalt |
| Schulunfähigkeit: | 8 Wochen |
| Metallentfernung nach: | 8 Wochen |
| Nachuntersuchung nach: | 110 Wochen |

*Ergebnis:*
Schmerzen (0) – Aktivität (0) – Gehen (0) – OSG (0) – USG (0) – Röntgen (0) = *sehr gut*

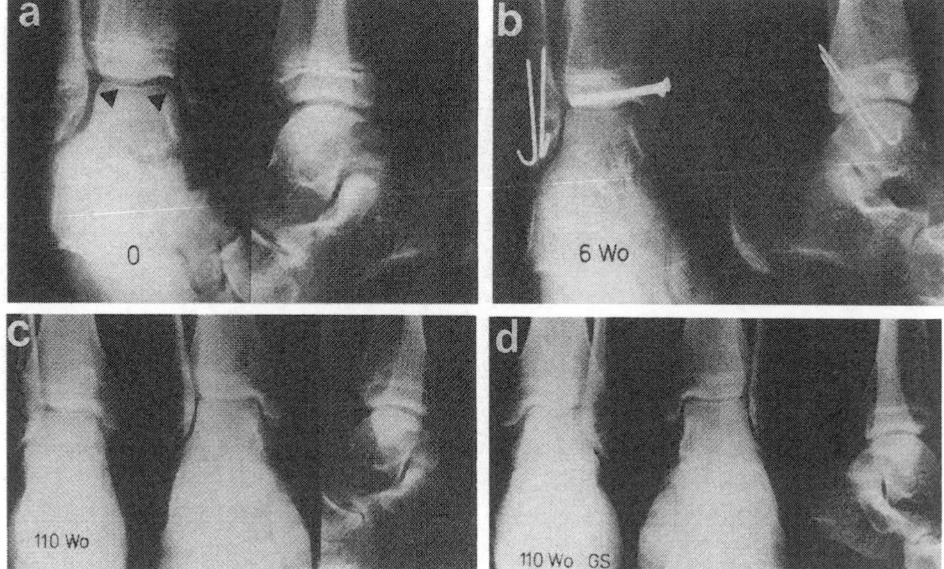


**Abb. 72.** **a** Epiphysiolyse Fibula, Aitken-III-Fraktur Tibia medial, **b** Osteosynthese mit Kirschner-Drähten Fibula und mit 4,0-Spongiosaschrauben Tibia, **c** anatomisch perfekte Ausheilung ohne Fehlwachstum nach 110 Wochen, **d** Kontrolle Gegenseite

*Fall 32:* Epiphysenfraktur, Epiphysiolyse Fibula, Syndesmosenruptur, Aitken-III-Fraktur Tibia

| | |
|---|---|
| Patient: | U., M., 16 Jahre, männlich |
| Unfallart: | Sturz beim Sport |
| Versorgung: | Primär, Kirschner-Draht-Osteosynthese Fibula |
| | Syndesmosennaht, Schraubenosteosynthese Tibia |
| Verlauf: | Ohne Komplikationen, 9 Tage Krankenhaus |
| Schulunfähigkeit: | 6 Wochen |
| Metallentfernung nach: | 9 Wochen |
| Nachuntersuchung nach: | 159 Wochen |

*Ergebnis:*
Schmerzen (0) – Aktivität (0) – Gehen (0) – OSG (0) – USG (0) – Röntgen (0) = *sehr gut*

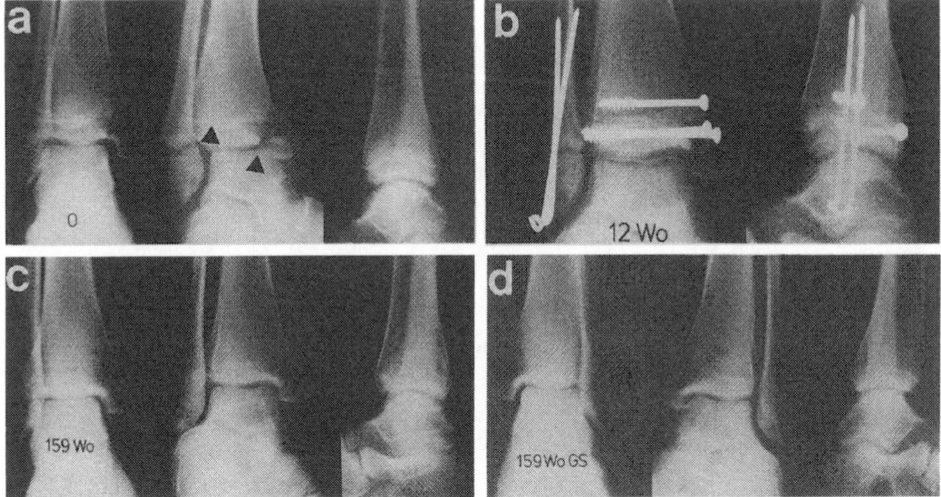


**Abb. 73. a** Epiphysiolyse Fibula, Aitken-III-Fraktur Tibia medial, **b** Osteosynthese mit Kirschner-Drähten Fibula und mit 4,0-Spongiosaschrauben Tibia, **c** anatomisch perfekte Ausheilung ohne Fehlwachstum nach 159 Wochen, **d** Kontrolle Gegenseite

*Fall 33:* Epiphysenfraktur, Fibulafraktur vom Typ C, Epiphysiolyse Tibia

| | |
|---|---|
| Patient: | D., M., 11 Jahre, weiblich |
| Unfallart: | Angefahren auf der Straße |
| Versorgung: | Primär, Fibulafraktur konservativ, Kirschner-Draht-Osteosynthese Tibia |
| Verlauf: | Ohne Komplikationen, 6 Tage Krankenhaus |
| Schulunfähigkeit: | 8 Wochen |
| Metallentfernung nach: | 10 Wochen |
| Nachuntersuchung nach: | 211 Wochen |

*Ergebnis:*
Schmerzen (0) – Aktivität (0) – Gehen (0) – OSG (0) – USG (0) – Röntgen (0) = *sehr gut*

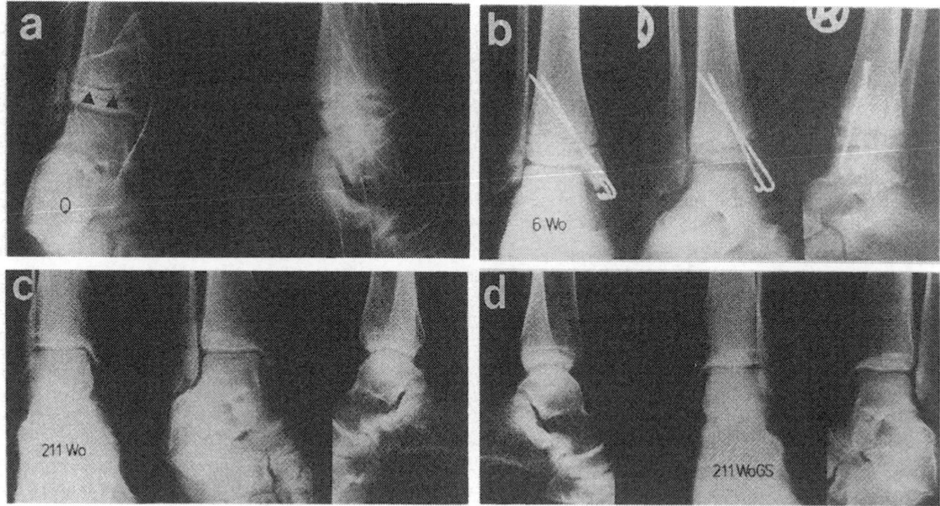


**Abb. 74. a** Fibulafraktur Typ C, Epiphysiolyse Tibia, **b** Osteosynthese mit Kirschner-Drähten Tibia, Fibulafraktur konservativ, **c** anatomisch perfekte Ausheilung ohne Fehlwachstum nach 211 Wochen, **d** Kontrolle Gegenseite

*Fall 34:* Epiphysenfraktur, offene Fibulafraktur Grad III mit Teilverlust des Außenknöchels, Aitken-II-Fraktur Tibia

| | |
|---|---|
| Patient: | B., MD., 14 Jahre, weiblich |
| Unfallart: | Angefahren auf der Straße |
| Versorgung: | Primär, Minimalosteosynthese des Außenknöchels mit Kirschner-Drähten, Schraubenosteosynthese Tibia, Wunde primär offen belassen |
| Verlauf: | Sukzessive Weichteildeckung und Spalthauttransplantate, 33 Tage Krankenhaus, 24. Woche 2. Operation mit autologer Spongiosatransplantation und Plattenosteosynthese |
| Behandlungsdauer: | 55 Wochen |
| Metallentfernung nach: | 48 Wochen |
| Nachuntersuchung nach: | 218 Wochen |

*Ergebnis:*
Schmerzen (0) – Aktivität (0) – Gehen (0) – OSG (0) – USG (1) – Röntgen (3) = *schlecht*

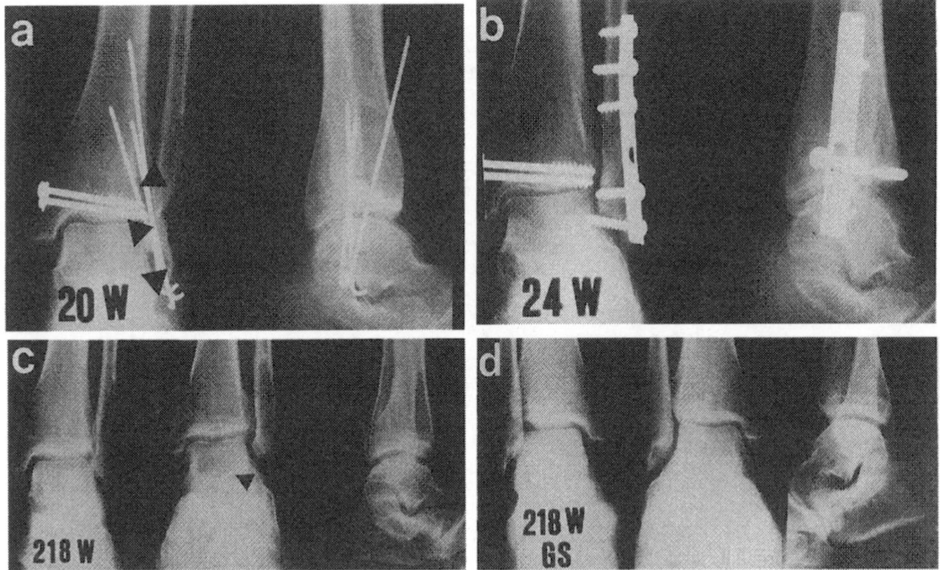


**Abb. 75. a** Minimalosteosynthesen und Knochendefekt am Außenknöchel in der 20. Woche, **b** autologe Spongiosatransplantation und Plattenosteosynthese am Außenknöchel, **c** Ausheilung mit durch Restdefekt bedingter lateraler Unstimmigkeit nach 218 Wochen, **d** Kontrolle Gegenseite

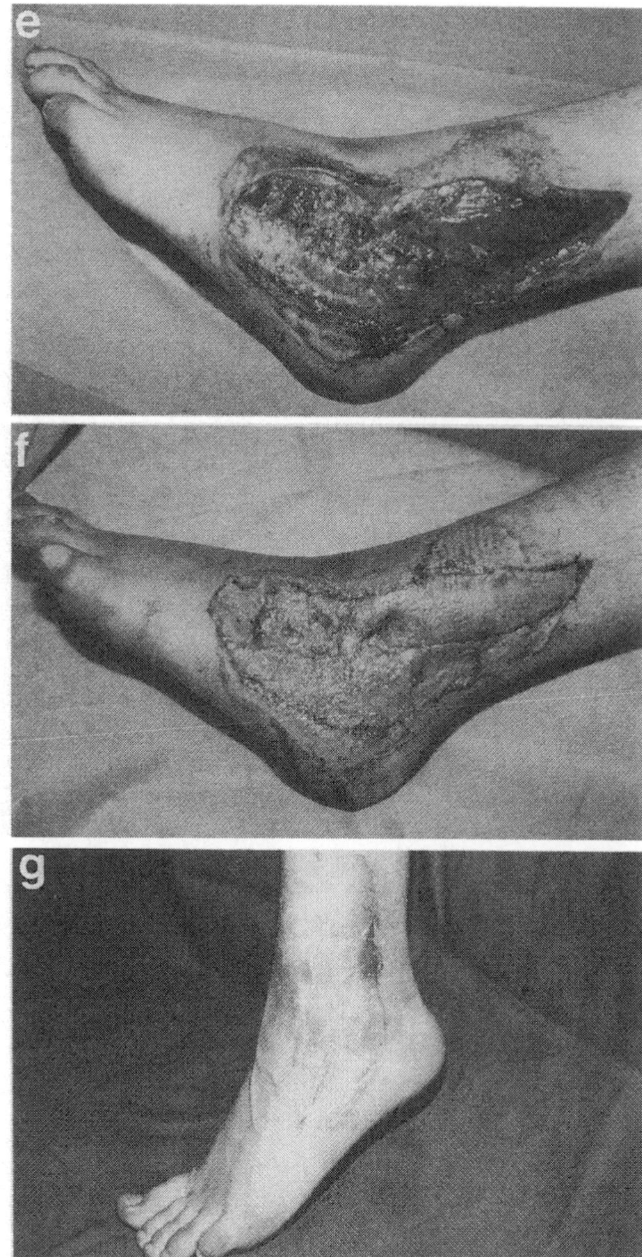


**Abb. 75. e** Restweichteildefekte am Außenknöchel, **f** definitive Spalthauttransplantation, **g** Ausheilungsergebnis im 1. Jahr

## 5.7 Zusammenfassung der Operationsergebnisse

Sehr gute und gute Ergebnisse fanden sich bei 85,7% (n = 245) der operativ behandelten Luxationsfrakturen des oberen Sprunggelenkes. Schlechte Ergebnisse lagen bei 14,3% (n = 41) der Frakturen vor (Tabelle 14 und Abb. 76).

**Tabelle 14.** Ergebnisse operativ behandelter Luxationsfrakturen des OSG

| Note | Anzahl % Weber A | Weber B | Weber C | Kindliche Frakturen | Gesamt |
|---|---|---|---|---|---|
| Sehr gut | 28 (75,5) | 73 (54,5) | 36 (37,5) | 15 (78,9) | 152 (53,2) |
| Gut | 7 (18,9) | 45 (33,6) | 38 (39,6) | 3 (15,8) | 93 (32,5) |
| Schlecht | 2 (5,4) | 16 (11,9) | 22 (22,9) | 1 (5,3) | 41 (14,3) |

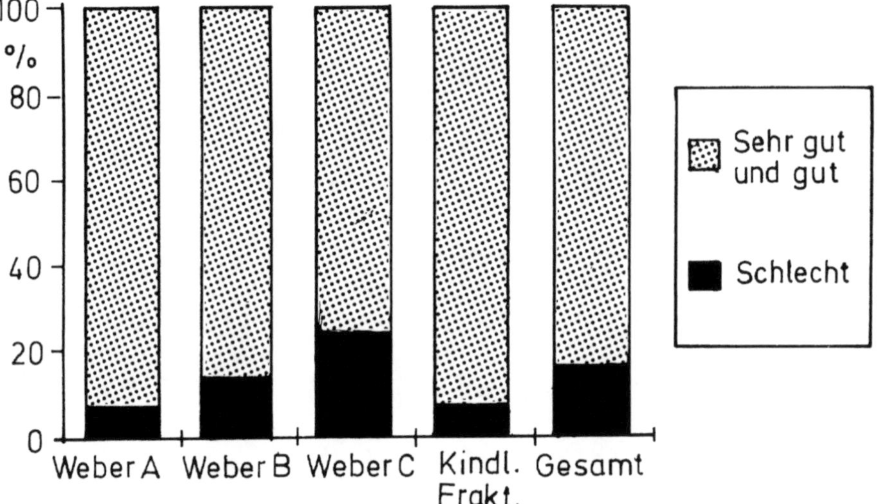


**Abb. 76.** Bewertung der Luxationsfrakturen des OSG

# 6 Diskussion

## 6.1 Unfallursachen, Geschlecht und Alter der Patienten

Luxationsfrakturen des oberen Sprunggelenkes entstehen überwiegend bei banalen Anlässen wie Mißtritt, Sturz auf der Treppe, Ausrutschen, Stolpern und Hängenbleiben mit dem Fuß. Bei Kindern waren Treppensturz und Anfahrunfälle auf der Straße die häufigsten Unfallursachen. Die in unserem Krankengut vertretenen Ursachen repräsentieren die Verletzungsarten, die in der Bevölkerung einer Großstadt vorkommen. 95% der Patienten waren in Essen ansässig. Weber (1966) und Beck et al. (1978) fanden als Ursache einen hohen Anteil von Stürzen beim Skisport, was durch die unterschiedlichen regionalen Gegebenheiten der Schweiz und Österreichs durchaus verständlich ist.

Das Verhältnis zwischen Männern (48,6%) und Frauen (51,4%) war in unserem Patientengut nahezu ausgewogen. Weber (1966) und Beck et al. (1978) sahen einen höheren Anteil weiblicher Patienten. Ursachen für häufigere Verletzungen des weiblichen Sprunggelenkes sieht Weber (1966) in der mangelnden Geherfahrung der Frauen im Gelände und im intuitiv schlechteren Zurechtkommen mit dem Sportgerät Ski. Andere Erklärungsversuche (Lauge-Hansen 1942; Magnusson 1944) weisen auf das Tragen von Schuhwerk mit hohen Absätzen und auf eine lockerere Beschaffenheit des weiblichen Bandapparates hin. Bei Schweiberer u. Seiler (1978), Povacz (1981) und bei Pankarter (1977) überwiegen durch einen großen Anteil von Arbeitsunfällen die männlichen Patienten.

Das Durchschnittsalter der weiblichen Patienten ist in unserem Patientengut deutlich höher als das der Männer. In der Statistik der Arbeitsgemeinschaft für Osteosynthesefragen (AO), die Kunze et al. (1983) zum Vergleich der eigenen Werte heranziehen, finden sich ähnliche Verhältnisse, die auch Weber (1966), Beck et al. (1978), Pankarter (1981) beschreiben. Die Verschiebung des Durchschnittsalters der Frauen erklärt sich dadurch, daß, bedingt durch die höhere Sterberate der Männer, die Frauen in den Dekaden über 60 Jahren anteilmäßig stärker vertreten sind. Bei annähernd gleichbleibender Anzahl der Frakturen in den einzelnen Altersstufen fanden sich bei unseren Patienten in der Gruppe der über 60jährigen (n = 47) nur 11 Männer (23%), bei den über 70jährigen (n = 15) nur noch 1 Mann (6,6%) mit Sprunggelenkfraktur.

## 6.2. Rechtfertigung des operativen Behandlungsverfahrens

Nach einer langen Periode rein konservativer Frakturbehandlung bestanden zunächst kontroverse Ansichten über die Notwendigkeit der operativen Frakturbehandlung. Gute Behandlungsergebnisse jedoch setzen eine anatomisch exakte Reposition der Fragmente voraus, eine Erkenntnis, die von Willenegger (1961), Weber (1966) und Riede et al. (1971a,b) wissenschaftlich untermauert wurde. Bleibende Gelenkflächeninkongruenzen führen unweigerlich zur Arthrose (Preiser 1908). Diesem Umstand maß bereits Böhler (1929) in der ersten Auflage seines Buches „Die Technik der Knochenbruchbehandlung“ besondere Bedeutung für das Sprunggelenk zu (Zitat aus der 12.–13. Auflage (1957): „auch die kleinste, im Röntgenbild sichtbare Verschiebung kann dauernde Beschwerden machen, weil die Gelenkflächen nicht mehr kongruent sind und sich deshalb abschleifen. Nach Jahren entstehen dann Arthrosen, die um so stärker sind, je größer die Verschiebung ist.“)

Solchen Anforderungen vermag die geschlossene Reposition dislozierter Frakturen nur in beschränktem Ausmaß gerecht zu werden. Selbst die Anwendung der verbesserten, genetischen Repositionstechnik (Lauge-Hansen 1942) zeigen die veröffentlichten Ergebnisse (Tabelle 15) die Grenzen der konservativen Behandlungsmethode auf.

In Anbetracht der unbefriedigenden Ergebnisse propagiert Danis (1949) die operative Stabilisierung des Außenknöchels. Eine erste Serie operativ nach biomechanischen Gesichtspunkten behandelter Sprunggelenkfrakturen stellte Willenegger (1961) mit ausgezeichneten Ergebnissen vor. Weber (1966) erarbeitete grundsätzliche Behandlungsrichtlinien, die auch heute noch Gültigkeit haben, und schaffte mit seiner Klassifizierung der Malleolarfrakturen eine übersichtliche Einteilung für den operativ tätigen Arzt. Die durch die Arbeitsgemeinschaft für Osteosynthesefragen propagierten, standardisierten Behandlungsverfahren (Müller et al. 1969) führten zur weiträumigen Verbreitung des operativen Vorgehens. Die Forderungen von Weber nach exakter Reposition, übungsstabiler Fixation und Versorgung begleitender Bandläsionen mit besonderer Berücksichtigung des Fibula-Syndesmosen-Komplexes schlagen sich in den überlegenen Ergebnissen operativer Frakturversorgung nieder (Tabelle 16).

Hierbei muß angemerkt werden, daß die Beurteilung „schlecht“ gemäß der strengen Auswertungskriterien von Weber (1966) von allen Autoren auch dann schon erteilt wurde, wenn ohne Berücksichtigung des klinischen Erscheinungsbildes anatomische Unstimmigkeiten am Außenknöchel, an der Tibiahinterkante oder geringste röntgenologische Zeichen einer Arthrose vorhanden waren.

Im angloamerikanischen Sprachraum wird die konservative Frakturbehandlung bei Frakturen des oberen Sprunggelenkes noch vielfach durchgeführt. Aus den USA liegt jetzt eine erste prospektive, randomisierte Studie verschiedener Behandlungsverfahren (Phillips et al. 1985) vor. Auch sie bestätigt die Überlegenheit des operativen Vorgehens nach den Richtlinien der AO. Angesichts der vorliegenden Ergebnisse operativer Knochenbruchbehandlung am oberen Sprunggelenk ist eine konservative Behandlung nur noch bei völlig unverschobenen Frakturen zu rechtfertigen.

**Tabelle 15.** Ergebnisse konservativer Frakturbehandlung

| Autor | Schlechte Ergebnisse (%) |
|---|---|
| Magnusson (1944) | 32,5 |
| Reimers (1953) | 35,0 |
| Kristensen (1956) | 40,0 |
| Solonen u. Lauttamus (1965) | 60,0 |
| Willenegger et al. (1971) | 55,0 |
| Kuner et al. (1975) | 57,0 |
| Mutscher u. Scholz (1982) | 64,0 |

**Tabelle 16.** Ergebnisse operativer Frakturbehandlung

| Autor | Schlechtes Ergebnis (%) |
|---|---|
| Willenegger (1961) | 10,0 |
| Weber (1966) | 13,3 |
| Forudastan (1970) (Spätergebnisse Weber) | 22,9 |
| Weyand u. Kuner (1976) | 16,2 |
| Pankarter (1977) | 23,0 |
| Beck et al. (1978) | 11,7 |
| Müller et al. (1978) | 26,8 |
| Schweiberer u. Seiler (1978) | 28,0 |
| Weller (1978) | 29,6 |
| Povacz (1981) | 11,1 |
| Ecke (1982) | 12,0 |
| Mutscher u. Scholz (1982) | 17,8 |
| Zenker u. Nerlich (1982) | 22,8 |

## 6.3 Zeitpunkt der Operation

Die 355 Patienten unseres Kollektivs wurden in den Jahren 1976–1982 in der Abteilung für Unfallchirurgie des Universitätsklinikums Essen operativ behandelt. Frische Luxationsfrakturen des oberen Sprunggelenkes sind wie alle Gelenkfrakturen nach unserer Ansicht eine Indikation zur primären operativen Versorgung. Weber (1966) sieht in diesen Verletzungen Notfallindikationen, die zu jedem Zeitpunkt, auch nachts, sofort versorgt werden müssen.

Bei der primären Versorgung innerhalb der 6- bis 8-h-Grenze gestaltet sich die Reposition technisch einfacher, das Frakturhämatom ist noch nicht organisiert und das Hämarthros kann leicht abfließen. Der knorpelschädigende Einfluß eines Hämarthros, verstärkt bei gleichzeitiger Ruhigstellung, ist zumindestens im Tierversuch nachgewiesen (Dustmann et al. 1971; Puhl u. Dustmann 1972; Puhl et al. 1971). Cotta u. Puhl (1976) betonen die akut mit einem Hämarthros verbundene Gefahr einer enzymatischen und dystrophischen Knorpelschädigung.

Desweiteren sind die ödematösen Weichteilschwellungen noch nicht voll ausgebildet, und das Infektrisiko ist niedriger, da eine Kontamination mit den Krankenhauskeimen noch nicht stattgefunden hat. Selbst unter Berücksichtigung der Tatsache, daß alle offenen Frakturen primär versorgt wurden, war in unserem Krankengut ein deutliches Ansteigen der leichten Wundheilungsstörungen und Infekte bei sekundärer Versorgung zu beobachten, auch wenn eine statistische Signifikanz nicht nachgewiesen werden konnte. Die von uns erreichte Primärversorgungsrate von 48,2% (n = 171) wird diesen Anforderungen voll gerecht, wenn man bedenkt, daß ein großer Teil der Patienten mit Sprunggelenkfrakturen erstmals zur Behandlung erscheint, wenn die 6- bis 8-h-Grenze bereits überschritten ist. Die von uns vertretene Notwendigkeit primärer operativer Versorgung teilen maßgebliche Autoren (Willenegger 1961; Weber 1966; Decker u. Rehn 1983).

## 6.4 Weichteilschaden und Infekt

Auffällig ist die Häufigkeit posttraumatischer Arthrosen bei Frakturen mit gravierendem Weichteilschaden. Von 6 auswertbaren offenen Frakturen entwickelten 4 (66,7%) und von 18 geschlossenen Frakturen mit Weichteilschaden 8 (44,4%) eine Arthrose. Die statistische Signifikanz für das Auftreten von arthrotischen Veränderungen lag in beiden Gruppen gegenüber den Patienten ohne Weichteilschaden bei $p < 0{,}0001$. Im Gegensatz zu früher warten wir bei schweren Weichteilschäden die meist 10–14 Tage dauernde Abschwellphase nicht mehr ab, und stellen auch in diesen Fällen die Indikation zur Primärversorgung unter Verzicht eines primären, definitiven Hautverschlusses. Vorteile durch frühe Stabilisierung sehen wir in der Vermeidung instabilitätsbedingter Weichteilschäden. Die Implantate lassen sich mit den vorhandenen Weichteilen problemlos decken, und die offen belassene Hautinzision führt zu einer wirksamen Druckentlastung der Weichteile und der Haut. Drohende Hautnekrosen, Kompartmentschäden des Unterschenkels und spannungsbedingte Knorpelernährungsstörungen (Cotta u. Puhl 1976) lassen sich durch diese Maßnahmen vermeiden, und der definitive Hautverschluß durch Sekundärnaht oder Spalthauttransplantation gestaltet sich problemlos.

Die Häufigkeit tiefer Infektionen nach operativer Behandlung von Sprunggelenkfrakturen liegt auf dem Niveau des allgemeinen Infektionsrisikos bei Osteosynthesen. Die Angaben in der Literatur schwanken zwischen 0,54% und 6,0% (Müller et al. 1978 [0,54%]; Pankarter 1977 [0,71%]; Decker u. Rehn 1983 [1,6%]; Povacz 1981 [1,5%]; Weller u. Knapp 1979 [3,1]; Decker 1977 [3,1%]; Kunze et al. 1983 [6,0%]). Die Komplikationsrate für tiefe Infektionen liegt im eigenen Krankengut bei 2,2%. Das Auftreten eines tiefen Infektes ist im Hinblick auf die Prognose wegen der begleitenden enzymatischen Knorpelschädigung (Sylven 1948; Ziff et al. 1960; Puhl 1971) jedoch bedeutungsvoll. Im eigenen Krankengut zeigten 2 von 4 Gelenkempyemen (50,0%) einen fulminant verlaufenden Knorpelschaden, der zur Frühharthrodese zwang. Die bei unseren Patienten recht hohe Rate von blanden Wundheilungsstörungen (9,0%) wird in ähnlicher Höhe (8,3%) nur von Povacz (1981) angegeben. Wir haben als eine mögliche Ursache lokale Druckschädigungen des Gewebes durch Verwendung schmaler Hohmann-Hebel erkannt, und bei Verzicht oder bewußt schonendem Einsatz dieses Instrumentes die Häufigkeit derartiger Gewebeschädigungen senken können.

## 6.5 Klassifizierung nach Weber und Behandlungsergebnisse

Bei der Aufschlüsselung nach Untergruppen fanden sich die häufigsten Frakturen beim Typ Weber B (47,0%), gefolgt von den Frakturen der Gruppe Weber C (34,6%), Weber A (11,6%) und den kindlichen Frakturen (6,8%). Dies entspricht der Verteilung mit Überwiegen der Gruppe Weber B in den Patientenkollektiven von Weyand et al. (1976), Decker (1977), Pankarter (1977), Beck et al. (1978), Schweiberer u. Seiler (1978), Povacz (1981) und Kunze et al. (1983). Allein bei Weber (1966) überwiegen die Frakturen vom Typ C, wahrscheinlich wegen des hohen Anteils von Skisportverletzungen.

Mit der operativen Versorgung von Luxationsfrakturen des oberen Sprunggelenkes erzielten wir bei den einzelnen Gruppen folgende Ergebnisse:

| | |
|---|---|
| Typ Weber A | 94,6% sehr gute und gute, 5,4% schlechte Ergebnisse |
| Typ Weber B | 88,1% sehr gute und gute, 11,9% schlechte Ergebnisse |
| Typ Weber C | 77,1% sehr gute und gute, 22,9% schlechte Ergebnisse |
| Kindliche Frakturen | 94,7% sehr gute und gute, 5,3% schlechte Ergebnisse |
| Gesamt | 85,7% sehr gute und gute, 14,3% schlechte Ergebnisse |
| Gesamt (ohne Kinder) | 85,0% sehr gute und gute, 15,0% schlechte Ergebnisse |

Derartige Langzeitergebnisse bei Nachuntersuchungen nach 2–8 Jahren (Mittel 4,4) wären mit der konservativen Therapie (vgl. Tabelle 15) nicht zu erreichen gewesen. Die guten Ergebnisse der kindlichen Frakturen ohne einen vorzeitigen Epiphysenschluß oder Fehlwachstum sind mit ähnlich guten Ergebnissen von Süssenbach u. Weber (1970), Weber (1966, 1975), Weber et al. (1978), Marti et al. (1974) und Rösch (1974) vergleichbar. Bei strenger Indikationsstellung bestätigen sich die Vorteile operativer Frakturbehandlung mit anatomischer Rekonstruktion des Sprunggelenkes auch im Kindesalter.

Unsere erzielten Ergebnisse bei den Luxationsfrakturen des Erwachsenen sind in der Gesamtzahl schlechter Ergebnisse etwa mit den Frühergebnissen von Weber (1966) zu vergleichen. Allerdings sehen wir in den einzelnen Gruppen von Weber A nach Weber C aufsteigend zunehmend schlechtere Ergebnisse wie auch Povacz (1981). Den nivellierenden Einfluß der anatomische Rekonstruktion durch Osteosynthese, mit einem gleich hohen Prozentsatz schlechter Ergebnisse in allen Gruppen (Weber 1966), können wir nicht bestätigen. Dies erklärt sich damit, daß bei anatomischer Wiederherstellung die leichteren Frakturen vom Typ Weber A und Weber B mit reinen fibularen Läsionen in der Regel einen komplikationsfreien Heilverlauf mit Restitutio ad integrum hatten. Der Prozentsatz schlechter Ergebnisse korreliert aber mit der Zunahme der Einzelläsionen pro Fall (Zenker u. Nerlich 1982), die in den Gruppen Weber A bis Weber C ständig ansteigen, und mit der Heftigkeit der einwirkenden Gewalt entsprechend den Endstadien in den Untergruppen von Lauge-Hansen (1942). Hier offenbart sich die prognostische Schwäche der Frakturklassifizierung nach Weber (1966), das heißt, eine trimalleoläre Fraktur vom Typ Weber B hat durchaus die gleiche schlechte Prognose wie eine trimalleoläre Fraktur vom Typ Weber C. Erst wenn die Summe der Einzelläsionen oder die Schwere der Gewalteinwirkung auf das Sprunggelenk vergleichbar ist, macht sich der nivellierende Einfluß einer anatomischen Rekonstruktion im Ergebnis bemerkbar. So waren in unserem Krankengut trimalleoläre Läsionen sowohl beim Typ Weber B (68,75%) als auch beim Typ Weber C (72,2%) nahezu gleichermaßen an den schlechten Ergebnissen beteiligt. Stets ist nach den Untersuchungen von Lauge-Hansen (1942) das Auftreten eines Hinterkantenfragmentes – also einer trimalleolären Läsion – als Folge der schwersten Gewalteinwirkung im Endstadium des Frakturablaufes zu betrachten. Das Arthroserisiko in diesem Stadium ist gegenüber leichteren Verletzungsformen nach unseren Berechnungen beim Typ Weber B mit $p < 0{,}0001$, beim Typ Weber C mit $p < 0{,}025$ statistisch signifikant.

Im Vergleich zu den schlechten Ergebnissen anderer Autoren (Forudastan 1970 [22,9%]; Pankarter 1977 [23,0%]; Müller et al. 1978 [26,8%]; Weller u. Knapp 1979 [29,6%]; Schweiberer u. Seiler 1978 [28,0%]; Zenker u. Nerlich 1982 [22,8%], die ihr Patientengut nach einem ähnlichen Zeitraum nachuntersucht haben, sind unsere Ergebnisse deutlich günstiger und ähnlich denen von Weyand et al. (1976) [16,2%]. Die Gründe für das gegenüber den Ergebnissen konservativer Behandlung insgesamt günstige Abschneiden der operativen Behandlung sind allein in der Befolgung biomechanischer Behandlungsprinzipien zu sehen, die Willenegger (1961) und Weber (1966) aufgestellt haben. Im eigenen Patientengut haben wir dem Fibula-Syndesmosen-Komplex, dem dorsalen Gelenkkompartiment und der Rekonstruktion ligamentärer Läsionen stets besondere Aufmerksamkeit geschenkt. Dabei sind wir wie Decker u. Rehn (1983) der Ansicht, daß auf die Versorgung von ligamentären Läsionen des Malleolus medialis ohne Nachteil verzichtet werden kann, wenn die Stabilität der Malleolengabel wiederhergestellt ist, und wenn nicht eine mediale Instabilität klinisch und röntgenologisch relevant bleibt oder ein in das Gelenk eingeschlagener Bandanteil die Reposition behindert. Belegt wird diese Ansicht durch die Tatsache, daß bei unseren Frakturen mit Innenbandläsion (n = 54) bei 22 nicht versorgten Innenbändern nur bei 1 Fraktur vom Typ Weber C mit Hinterkantenfragment eine Arthrose folgte, während bei den restlichen 32 mit Bandnaht versorgten Innenbandrupturen 6 Arthrosen ebenfalls beim Typ Weber C (4mal mit Hinterkantenfragment) festgestellt wurden.

## 6.6 Operative Technik

Mögliche Gründe für die vergleichsweise günstigen Ergebnisse sehen wir in einer schulmäßigen Begrenzung auf wenige, zugelassene Osteosyntheseverfahren und in der kompromißlosen, sofortigen Korrektur insuffizienter Osteosynthesen. Noch enger gefaßt als in Vorschlägen der Arbeitsgemeinschaft für Osteosynthesefragen (Müller et al. 1977; Heim u. Pfeiffer 1972) halten wir bei den Frakturen vom Typ Weber B und C die Osteosynthese mit der Drittelrohrplatte, meist in Kombination mit Zugschraube, für das am besten geeignete Verfahren, das den Forderungen nach Übungsstabilität, Kompression des Frakturspaltes und Neutralisation auftretender Kräfte gerecht wird. Gleichermaßen stellt die Schraubenosteosynthese für den Innenknöchel und die Tibiakantenfragmente das optimale Verfahren dar. Am Innenknöchel geben wir der 4,0–Spongiosaschraube gegenüber der früher häufig verwandten Malleolarschraube den Vorzug, da sie besser an die Größenverhältnisse der vorkommenden Fragmente adaptiert ist. Bei Problemfällen hat die Zuggurtungsosteosynthese ihre Berechtigung. Die Inspektion und ggf. Versorgung der Syndesmose ist obligat. Obwohl auch durchaus jüngere Assistenten in die Versorgung von Malleolarfrakturen einbezogen sind, hat sich durch konsequente Schulung ein hoher operationstechnischer Standard entwickelt, der nach Weber (1966) zur Erzielung guter Ergebnisse unabdingbar ist und der sich letztendlich auch in den erzielten Ergebnissen niederschlägt. Auf die Bedeutung und Notwendigkeit frühzeitiger Korrektur von fehlerhaften Osteosynthesen haben Weller u. Knapp (1977) eindrücklich hingewiesen. Die Prognose einer Korrektur wird eindeutig schlechter, je länger der Ersteingriff zurückliegt, je älter der Patient ist und je umfangreicher die verbliebene Fehlstellung ist. Um der gesetzmäßig ablaufenden Arthroseabwicklung Einhalt zu bieten, muß eine sofortige kompromißlose Korrekturoperation erfolgen, die allerdings wegen des erhöhten Schwierigkeitsgrades der Hand des Erfahrenen vorbehalten bleiben muß.

## 6.7 Die Bewertungskriterien von Weber und die klinische Relevanz der Arthrose

Die strenge Bewertung im Nachuntersuchungsschema von Weber hat immer wieder Anlaß zur Kritik gegeben, da bei einem großen Teil der Patienten eine Diskrepanz zwischen röntgenologischen Arthrosezeichen und fast unauffälligem klinischen Erscheinungsbild besteht. Friedebold (1978) hat auf diese unterschiedliche Einschätzung, insbesondere auf die noch günstigere subjektive Einschätzung durch den Patienten selbst hingewiesen. Es muß jedoch betont werden, daß das Bewertungsschema von Weber (1966), derzeit die objektivste Beurteilung der erzielten Ergebnisse zuläßt und daß eine Vergleichbarkeit verschiedener Kollektive nur bei einheitlichen, wenn auch strengen Bemessungsparametern möglich ist. Einsehbar erscheint auch nicht, daß ein Behandlungsverfahren, das sich die anatomisch exakte und biomechanisch korrekte Rekonstruktion eines verletzten Sprunggelenkes zum Ziel gesetzt hat, nicht an den pathologisch-anatomischen Reaktionen eben der behandelten Region gemessen werden soll. Daher muß die Aussagekraft von Studien, die allein das funktionelle Behandlungsergebnis bewerten (Seligson u. Frewin 1986) bezüglich der Leistungsfähigkeit verschiedener Behandlungsverfahren in Zweifel gezogen werden. Würde man derartige Bewertungskriterien unserem Patientengut zugrunde legen, müßte die Überlegenheit der operativen Therapie nach den Richtlinien der AO mit nur 3,2% (n = 9) schlechten Ergebnissen noch deutlicher ins Gewicht fallen. Wir haben daher den Begriff „Klinische Relevanz der Arthrose" eingeführt und dieser Gruppe die Patienten zugeordnet, die röntgenologische Zeichen der Arthrose aufwiesen und bei der klinischen Untersuchung mehr als geringe Beschwerden oder Einschränkungen (ab Note 2) aufwiesen. Dabei kamen wir zu dem Ergebnis, daß nur 17 Patienten mit Arthrose (42,5%) klinisch relevante Beschwerden hatten, während 23 Patienten (57,5%) keine Behinderung durch die Arthrose aufwiesen.

## 6.8 Die röntgenologische Stadieneinteilung der Arthrose nach Bargon

Eine röntgenologische Einteilung des Schweregrades einer Arthrose wurde von Stadler et al. (1975) angegeben. Eine neue, röntgenologische Klassifizierung der Arthrosegrade, eingeteilt in 4 Schweregrade, stellten Bargon u. Henkemeyer (1977) vor. Dabei konnte eine Korrelation der klinischen Beschwerden mit dem röntgenologischen Schweregrad hergestellt werden. Bei leichteren Veränderungen, wie Sklerosierung der Druckaufnahmezone (Stadium 0), wurde in keinem Falle ein Übergang in eine schwerere Arthroseform beobachtet, während sich ab dem Stadium I (Randzackenbildung und Gelenkspaltverschmälerung) ein kontinuierlicher Übergang in schwere Arthrosegrade zeigte. In unserem Krankengut konnten wir eine Beziehung zwischen dem Arthrosegrad III und deutlich in Erscheinung tretenden klinischen Beschwerden ab der Note 2 in den klinischen Untersuchungsgruppen herstellen. Der Arthrosegrad 0 hat sich auch bei uns nie verschlechtert, und offensichtlich stellen Sklerosierungen nur eine Anpassungsreaktion dar, ohne daß derartigen Veränderungen eine prognostische Bedeutung für die Arthroseentwicklung zukommt. Auch beim Arthrosegrad I mit Osteophytenbildung und leichter Gelenkspaltverschmälerung haben wir keine relevanten klinischen Einschränkungen beobachten können. Auch Lange et al. (1984) beobachteten erst ab dem Schweregrad II eine Zunahme der funktionellen und subjektiven Beschwerden. Erste Arthrosemerkmale, entsprechend dem Stadium I, zeigten sich bei keinem unserer Patienten mit schlechten Ergebnissen später als 1 Jahr nach der Operation. Diese Beobachtung machten auch schon Willenegger (1961) und Bargon (1978). Arthrotische Veränderungen entwickeln sich offensichtlich mit dem Beginn der Belastung, werden innerhalb des 1. Jahres röntgenologisch erkennbar und späte Veränderungen sind nur noch als Zunahme der Arthrose mit Verschiebung in höhere Arthrosegrade zu verstehen.

## 6.9 Hauptursachen der posttraumatischen Arthrose

Wenn man unsere 40 Patienten, die wegen posttraumatischer Arthrose unterschiedlichen Schweregrades mit „schlecht" beurteilt wurden, nach den wahrscheinlichen Hauptursachen der Arthrose differenziert, finden sich nur 6 (15,0%) mit lateralen Unstimmigkeiten oder Insuffizienz der Knöchelgabel, die nach Willenegger (1961), Weber (1966) und Riede et al. (1971, 1973) zwangsläufig eine Arthrose erleiden.

Bei 5 Patienten (12,5%) war eine Verstarrungsarthrose (Willenegger 1961) infolge einer Verkalkung der Syndesmose anzunehmen. Allerdings wiesen insgesamt 18 Patienten Verkalkungen der Syndesmose oder Membrana interossea auf, von denen 13 keine Arthrosezeichen entwickelten. Tibiofibulare Synostosen müssen nicht zwangsläufig zur Verstarrungsarthrose führen. Henkemeyer (1978) hat gezeigt, daß die „Stoßdämpferfunktion" der Syndesmose erhalten bleibt, wenn die Fibula exakt in die Incisura tibialis eingepaßt ist. Nach seiner Ansicht verbleibt bei suprasyndesmalen Synostosen und sogar bei exakter, schräger Transfixation mit einer Stellschraube genügend Bewegungsspielraum für den Außenknöchel, so daß eine Verstarrungsarthrose nicht zwingend folgen muß.

Dennoch müssen derartige Verkalkungen der Zwischenknochenmembran als Risikofaktoren angesehen werden. Schöttle et al. (1976) führten die Neigung zur Verkalkung der Membranen auf ihre entwicklungsgeschichtliche Herkunft aus dem Periost zurück. Operationsbedingte Noxen, wie verschlepptes Bohrmehl (Schöttle et al. 1978), zu tiefes Perforieren der Gegenkortikalis beim Bohren oder Gewindeschneiden und zu lang belassene Stellschrauben (Starke et al. 1979), können eine weitere Ursache sein. Kinzl (1983) empfiehlt die prophylaktische Entfernung derartiger Verkalkungen.

## 6.10 Frakturen mit Tibiahinterkantenfragmenten

Die eigentlichen Problemfrakturen – eine korrekte Versorgung des Fibula-Syndesmosen-Komplexes vorausgesetzt – aber sind die Frakturen mit Abbruch der Tibiahinterkante. Derartige Abscherungen des Volkmann-Kantenfragmentes treten nach Lauge-Hansen (1942) stets in der Endphase des Verletzungsablaufes und nur bei großer Krafteinwirkung auf. In unserem Patientengut waren überwiegend nur geringe Stufenbildungen an der Tibiahinterkante bei 13 Frakturen (32,5%) als wahrscheinliche Arthroseursache anzusehen. Aber auch bei weiteren 13 Frakturen (32,5%), bei denen kein röntgenmorphologisches Substrat für die Arthroseursache gefunden werden konnte, war in jedem Falle ein Volkmann-Dreieck ausgebrochen. Bei der Arthroseentstehung in diesen Fällen werden offensichtlich 2 Faktoren wirksam: einmal bei Stufenbildung die Inkongruenzarthrose durch Überlastung der artikulierenden Restgelenkfläche (Hendrich et al. 1983) und zum zweiten bei allen Tibiakantenbrüchen die primäre Knorpelkontusion infolge hoher Gewalteinwirkung mit einer großen Stauchungskomponente (Lewis 1964).

Niethard u. Plaue (1977) und Niethard et al. (1975) finden bei der Analyse ihres Patientengutes ein Ansteigen der Arthrosehäufigkeit bei Zunahme der Einzelläsionen und bei Mitbeteiligung der hinteren Tibiakante. Plaue (1978) bezeichnet das hintere Tibiakantenfragment als prognostisches Kriterium. Auch Fekete et al. (1979) machen die stärkere, primäre Gelenkknorpelschädigung bei diesen Frakturen für die schlechteren Ergebnisse verantwortlich. Tatsächlich beobachteten wir bei unseren Fällen mit Tibiakantenbrüchen eine mehr oder weniger stark ausgeprägte Subluxation oder komplette Luxation der Talusrolle nach dorsal, die mit einer erheblichen Druckschädigung des hinteren Gelenkabschnittes einhergehen muß. Auch bei unseren Patienten stieg die Arthroserate bei Mitbeteiligung der Tibiahinterkante deutlich an. Eine Abhängigkeit der Arthroserate von der Größe des Kantenfragmentes, die Niethard et al. (1976) beschrieben, konnten wir jedoch nicht nachvollziehen. Bei den 20 Frakturen mit schalenförmigen, extraartikulären Kantenabrissen sahen wir 3 Arthrosen (15,0%), bei den 41 Frakturen mit bis zu 2/7 des sagittalen Tibiadurchmessers großen Tibiakantenfragmenten 17 Arthrosen (41,4%) und bei den 22 Frakturen mit noch größeren Kantenfragmenten 8 Arthrosen (36,4%). Es zeigte sich also, daß Kantenfrakturen, bei denen die Tibiagelenkfläche selbst beteiligt ist, unabhängig von der Größe des Fragmentes eine ähnlich hohe Arthroserate aufweisen.

Heim (1982) sieht nur bei den artikulären Fragmenten eine Operationsindikation. Er weist auf die Tatsache hin, daß die Talusrolle häufig eine Impression der tibialen Gelenkfläche verursacht, die ein Repositionshindernis darstellen kann. Von den seitlichen Zugängen kann das Ausmaß dieser Schädigungen und das Repositionsergebnis kaum beurteilt werden. Heim (1982) fordert daher die direkte Darstellung über einen separaten Zugang und Reposition unter der Sicht des Auges. Zusätzliche biomechanische Vorteile sieht er in der direkten Verschraubung von dorsal. Bezüglich dieses operationstaktischen Vorgehens liegen bei uns noch keine Erfahrungen vor. Die Überlegungen von Heim stellen aber einen diskussionswürdigen Ansatz dar, die hohe Arthroserate (bei uns 33,7%) der Frakturen mit Tibiakantenfragmenten zu senken.

Einen weiteren therapeutischen Ansatzpunkt zur Verbesserung der Ergebnisse bei diesen Problemfrakturen sehen wir in einer vorübergehenden, dosierbaren Teilbelastung des rekonstruierten Gelenkes. Die von Weber (1966) vorgeschlagene Anwendung des Allgöwer-Gehapparates und deren konfektionierte Modifikation mit dynamischer Teilbelastungsvorrichtung war für uns wegen mangelnder Paßform und geringem Tragekomfort der Apparate nicht überzeugend und derartige Orthesen wurden nur in wenigen Fällen verordnet.

Zusammen mit unserem Orthopädiemechaniker haben wir eine Modifikation des Gehapparates geschaffen, die aufgrund der maßgefertigten, lastaufnehmenden Teile übermäßige Weichteilkompression sicher vermeidet und mit hoher Anlagedisziplin belohnt. Durch Anwendung rationeller Herstellungsverfahren in Vakuumtiefziehtechnik steht uns kurzfristig eine kostengünstige Entlastungsorthese mit integrierter Teilbelastungsvorrichtung nach Wenzl et al. (1984) zur Verfügung, die bei hohem Tragekomfort die Vorteile der funktionellen Nachbehandlung voll ausschöpft. Die erhaltene Gelenkbeweglichkeit schafft optimale Voraussetzungen für die Ernährung des Gelenkknorpels, während die abstufbaren Belastungsfedern die Einhaltung der gewählten Belastungsstufe gewährleistet. Die als knorpelschädigend bekannten Extreme, vollständige Entlastung oder Überbelastung, können auf diese Weise für den Zeitraum der Knorpelregeneration in den ersten 12–16 Wochen vermieden werden. Nachuntersuchungsergebnisse bezüglich des erhofften, knorpelprotektiven Effekts dieses erst seit 2 Jahren verfolgten Behandlungskonzepts stehen allerdings noch aus.

Die diskutierten Ergebnisse belegen in eindrucksvoller Weise die Überlegenheit des operativen Behandlungsverfahrens. Osteosynthesen am Sprunggelenk erfordern vom Operateur eine peinlich genaue Rekonstruktion aller Gelenkstrukturen, die Beachtung der von Weber (1966) und der Arbeitsgemeinschaft für Osteosynthesefragen (AO) aufgestellten Behandlungsrichtlinien und ein hohes manuelles Geschick, wenn gute Ergebnisse gewährleistet sein sollen.

# 7 Zusammenfassung

In der vorliegenden Arbeit wird über ein Nachuntersuchungskollektiv von 355 Patienten mit Luxationsfrakturen des oberen Sprunggelenkes berichtet, die in der Abteilung für Unfallchirurgie des Universitätsklinikum Essen von 1976–1982 operativ behandelt wurden. 286 Patienten (80,6%) konnten 2–9 Jahre (Durchschnitt 4,4 Jahre) nach der Operation nachuntersucht werden.

Gemäß der Klassifikation von Weber gehörten 41 Frakturen zum Typ Weber A, 167 Frakturen zum Typ Weber B und 123 Frakturen zum Typ Weber C. Bei 24 Frakturen handelte es sich um kindliche Luxationsfrakturen des oberen Sprunggelenkes mit Beteiligung der Epiphyse. Sämtliche Frakturen wurden operativ nach den Richtlinien der Arbeitsgemeinschaft für Osteosynthesefragen (AO) behandelt. Die Primärversorgung (48,2%) wurde angestrebt. Alle Frakturen wurden nach funktionellen Gesichtspunkten nachbehandelt.

Nach den strengen klinischen und röntgenologischen Bewertungskriterien von Weber fanden sich bei den nachuntersuchten Frakturen 41 (14,3%) schlechte Ergebnisse. Bei den einzelnen Frakturtypen wurden unterschiedlich hohe, schlechte Ergebnisse festgestellt: Weber A 5,4%, Weber B 11,9%, Weber C 22,9,%, kindliche Frakturen 5,3%. Die Versorgung des Fibula-Syndesmosen-Komplexes hat aufgrund genormter Osteosynthesetechniken und geeigneter Implantate einen hohen Standard erreicht. Nur in 15% der schlechten Ergebnisse waren Unstimmigkeiten in diesem Bereich als Arthroseursache anzunehmen. Isolierte, knöcherne Läsionen der Fibula weisen in allen Gruppen eine geringe Arthroserate von 6,3%. Die schwereren Verletzungsformen mit Fraktur der Tibiahinterkanten stellen das Hauptproblem dar. Die Arthroserate steigt auf 33,7% an, und das Arthroserisiko für Frakturen mit Hinterkantenfragment ist mit $p < 0{,}0001$ signifikant hoch. Weitere therapeutische Bemühungen müssen sich auf diese Problemfrakturen beziehen.

Insgesamt jedoch können die mit konservativer Frakturbehandlung nicht erzielbaren, guten Ergebnisse operativer Frakturbehandlung auf die exakte, anatomische Rekonstruktion des oberen Sprunggelenkes unter besonderer Beachtung des Fibula-Syndesmosen-Komplexes zurückgeführt werden.

Bei der Bewertung der Ergebnisse besteht eine Diskrepanz zum klinischen Beschwerdebild der Arthrose, da Weber bereits die geringste arthrotische Reaktion mit „schlecht" bewertet. Nur 42,5% der Patienten mit Arthrose zeigten ein adäquates, klinisches Erscheinungsbild. Die Einteilung des radiologischen Arthrosegrades nach Bargon erlaubt eine bessere Korrelation mit den klinischen Befunden. Dennoch enthält das Nachuntersuchungsschema von Weber derzeitig die objektivsten Bewertungskriterien, auf deren Basis auch der Vergleich verschiedener Kollektive möglich ist.

Die Einteilung von Weber informiert zuverlässig über die pathologisch-anatomischen Läsionen und die zu ergreifenden, chirurgischen Behandlungsmaßnahmen, zeigt aber bezüglich der prognostischen Einschätzung der Einzelfraktur Schwächen. Zu Unrecht ist die Klassifizierung von Lauge-Hansen in den Hintergrund gedrängt worden, da sie Aussagen zum Entstehungmechanismus und zur Prognose erlaubt, denn die Arthrosegefährdung ist von der Summe der Einzelläsionen und dem Schweregrad der Verletzung abhängig. Eine kombinierte Verwendung beider Einteilungen ist sinnvoll.

# 8 Anhang

**Typ Weber A: Fibulaläsion unterhalb der Syndesmose (37 nachuntersuchte Patienten)**

**Pathologische Anatomie**

*1. Einzelläsionen*

| | | | |
|---|---|---|---|
| Fibula: | Bandruptur | 9 | |
| | Fraktur | 28 | |
| Tibia: | Bandruptur | 1 | |
| | Fraktur | 15 | |
| | Kantenfraktur | 2 | (1mal extra-, 1mal intraartikulär) |
| Läsionen gesamt: | | 55 | 1,5 Läsionen/Patient |

*2. Kombination der Läsionen*

| | | |
|---|---|---|
| Fibulare Bandruptur und Innenknöchelfraktur | 9 | (1mal Kantenfraktur) |
| Fibulafraktur isoliert | 21 | |
| Fibulafraktur und Innenbandruptur | 1 | |
| Fibulafraktur und Innenknöchelfraktur | 6 | (1mal Kantenfraktur) |

*3. Fraktur offen – geschlossen*

37mal geschlossen

*4. Seitenlokalisation*

| | |
|---|---|
| Rechts | 21 |
| Links | 16 |

**Stabilisierungsverfahren**

*1. Fibula*

| | |
|---|---|
| Bandnaht | 9 |
| Zuggurtung | 20 |
| Schraube | 5 |
| Drittelrohrplatte | 2 |
| Zugschraube und Drittelrohrplatte | 1 |

*2. Malleolus tibialis*

| | |
|---|---|
| Bandnaht | 1 |
| Zuggurtung | 2 |
| Schraube | 13 |

*3. Tibiakanten*

| | |
|---|---|
| Schraube | 1 |

**Verlauf**

| | |
|---|---|
| *Krankenhausliegedauer* (Durchschnitt) | 10 Tage |
| *Arbeitsfähigkeit nach* (Wiedereintritt nach) | 8,6 Wochen |

**Ergebnisse**

| | | |
|---|---|---|
| *Nachuntersuchung* nach | 4,2 Jahren (2-7,6 Jahre) | |
| *Nachuntersuchungsrate* (37 von 41 Patienten) | 90,2% | |
| *Anamnese* | | |
| 0 = keine Beschwerden | 35 | (94,6%) |
| 1 = Beschwerden bei starker Beanspruchung | 2 | (5,4%) |
| 0 = Volle Aktivität | 36 | (97,3%) |
| 1 = Leicht eingeschränkte außerberufliche Aktivität | 1 | (2,7%) |
| *Klinischer Untersuchungsbefund* | | |
| 0 = Normaler Gang | 35 | (94,6%) |
| 1 = Leichte Behinderung, kein Hinken | 2 | (5,4%) |
| 0 = Freie Beweglichkeit im OSG | 33 | (89,2%) |
| 1 = Funktionseinbuße von 10° | 3 | (8,1%) |
| 2 = Funktionseinbuße von mehr als 10° | 1 | (2,7%) |
| 0 = Freie Beweglichkeit im USG | 33 | (89,2%) |
| 1 = Leichte Funktionseinbuße im USG | 4 | (10,8%) |
| Operationsnarbe reizlos | 37 | (100%) |
| Umfangdifferenz | | |
| Keine | 35 | (94,6%) |
| Bis 1 cm | 1 | (2,7%) |
| Bis 2 cm | 1 | (2,7%) |
| *Röntgenologischer Untersuchungsbefund* | | |
| 0 = Anatomisch korrekte Ausheilung | 30 | (81,1%) |
| 1 = Bandverkalkungen | 4 | (10,8%) |
| 2 = Stufenbildung am Innenknöchel | 1 | (2,7%) |
| 3 und 4 = Arthrose | 2 | (5,4%) |

**Arthrotische Deformität** (Prozentzahl bezogen auf die Zahl der Arthrosen)

| | | |
|---|---|---|
| *Stadieneinteilung nach Bargon (1977)* | | |
| Stadium I | 1 | (50,0%) |
| Stadium III | 1 | (50,0%) |
| *Wahrscheinliche Ursache* | | |
| Vorbestehende Arthrose | 1 | (50,0%) |
| Röntgenmorphologisch nicht erkennbar | 1 | (50,0%) |
| *Klinische Relevanz der Arthrose* | | |
| (Benotung schlechter als 1, außer Röntgenbefund) | 1 | (50,0%) |
| Nur geringe Beschwerden | 1 | (50,0%) |

**Bewertung**

| | | | |
|---|---|---|---|
| *Sehr gut* | | *28* | *(75,7%)* |
| Davon | Isolierte Fibulaläsion | 18 | (64,3%) |
| | Fibula und Lig. deltoideum | 1 | (3,6%) |
| | Fibula und Malleolus medialis | 9 | (32,1%) |
| Anteil der Hinterkantenfragmente | | 2 | (6,3%) |
| *Gut* | | *7* | *(18,9%)* |
| Davon: | Isolierte Fibulaläsion | 2 | (28,6%) |
| | Fibula und Lig. deltoideum | – | |
| | Fibula und Malleolus medialus | 5 | (71,4%) |
| Anteil der Hinterkantenfragmente | | – | |
| *Schlecht* | | *2* | *(5,4%)* |
| Davon: | Isolierte Fibulaläsion | 1 | (50,0%) |
| | Fibula und Lig deltoideum | – | |
| | Fibula und Malleolus medialis | 1 | (50,0%) |
| Anteil der Hinterkantenfragmente | | – | |

**Typ Weber B: Fibulaläsion in Höhe der Syndesmose (134 nachuntersuchte Patienten)**

**Pathologische Anatomie**

*1. Einzelläsionen*

| | | | |
|---|---|---|---|
| Fibula: | Fraktur | 134 | |
| Tibia: | Bandruptur | 8 | |
| | Fraktur | 35 | |
| | Kantenfraktur | 25 | (7mal extra-, 18mal intraartikulär) |
| Syndesmose: | Bandruptur | 67 | |
| | Knöcherner Ausriß | 17 | |
| Talus: | Tibiale Kante | 3 | |
| Läsionen gesamt: | | 288 | 2,2 Läsionen/Partient |

*2. Kombination der Läsionen*

| | | |
|---|---|---|
| Fibulafraktur isoliert | 91 | (55mal Syndesmose, 8mal Kantenfraktur) |
| Fibulafraktur und Innenbandruptur | 8 | (5mal Syndesmose, 3mal Kantenfraktur) |
| Fibulafraktur und Innenknöchelfraktur | 35 | (24mal Syndesmose, 14mal Kantenfraktur) |

*3. Fraktur offen – geschlossen*

134mal geschlossen

*4. Seitenlokalisation*

| | |
|---|---|
| Rechts | 69 |
| Links | 65 |

**Osteosyntheseverfahren**

| | |
|---|---|
| *1. Fibula* | |
| Drittelrohrplatte | 23 |
| Zugschraube und Drittelrohrplatte | 111 |
| Plattenlänge (Durchschnitt) | 6-(5-8-)Loch Platte |
| *2. Malleolus tibialis* | |
| Bandnaht | 8 |
| Zuggurtung | 5 |
| Schraube | 29 |
| Schraube und Kirschner-Draht | 1 |
| *3. Tibiakanten* | |
| Schraube | 17 |

**Verlauf**

| | |
|---|---|
| *Krankenhausliegedauer* (Durchschnitt) | 11 Tage |
| *Arbeitsfähigkeit nach* (Wiedereintritt nach) | 12 Wochen |

**Ergebnisse**

| | | |
|---|---|---|
| *Nachuntersuchung nach* | 4,8 Jahren (2–9,2 Jahre) | |
| *Nachuntersuchungsrate* (134 von 167 Patienten) | 80,2% | |
| *Anamnese* | | |
| 0 = Keine Beschwerden | 102 | (76,2%) |
| 1 = Beschwerden bei starker Beanspruchung | 29 | (21,6%) |
| 2 = Beschwerden beim Normalgang | 1 | (0,7%) |
| 3 = Beschwerden bei aktiver Bewegung | 2 | (1,5%) |
| 0 = Volle Aktivität | 121 | (90,3%) |
| 1 = Leicht eingeschränkte außerberufliche Aktivität | 12 | (9,0%) |
| 3 = Eingeschränkte berufliche Aktivität | 1 | (0,7%) |
| *Klinischer Untersuchungsbefund* | | |
| 0 = Normaler Gang | 123 | (91,8%) |
| 1 = Leichte Behinderung, kein Hinken | 10 | (7,5%) |
| 3 = Deutliches Hinken | 1 | 0,7%) |
| 0 = Freie Beweglichkeit im OSG | 106 | (79,1%) |
| 1 = Funktionseinbuße von $10^{\circ}$ | 25 | (18,7%) |
| 2 = Funktionseinbuße von mehr als $10^{\circ}$ | 2 | (1,5%) |
| 4 = Versteifter Fuß (1 Arthrodese) | 1 | (0,7%) |
| 0 = Freie Beweglichkeit im USG | 117 | (87,3%) |
| 1 = Leichte Funktionseinbuße im USG | 15 | (11,2%) |
| 2 = Funktionseinbuße nicht mehr als die Hälfte | 2 | (1,5%) |
| Operationsnarbe reizlos | 134 | (100%) |
| Umfangdifferenz | | |
| Keine | 117 | (87,3%) |
| Bis 1 cm | 13 | (9,7%) |
| Bis 2 cm | 4 | (3,0%) |

*Röntgenologischer Untersuchungsbefund*

| | | |
|---|---|---|
| 0 = Anatomisch korrekte Ausheilung | 94 | (70,2%) |
| 1 = Bandverkalkungen der Syndesmose | 7 | (5,2%) |
| 1 = Bandverkalkungen der Seitenbänder | 18 | (13,4%) |
| 3 und 4 = Arthrose | 15 | (11,2%) |

**Arthrotische Deformität** (Prozentzahl bezogen auf die Zahl der Arthrosen)

*Stadieneinteilung nach Bargon (1977)*

| | | |
|---|---|---|
| Stadium I | 8 | (53,3%) |
| Stadium II | 4 | (26,7%) |
| Stadium III (1 Arthrodese) | 3 | (20,0%) |

*Wahrscheinliche Ursache*

| | | |
|---|---|---|
| Syndesmosenverkalkung | 3 | (20,0%) |
| Syndesmosenverkalkung und Osteochondrose | 1 | (6,7%) |
| Unstimmigkeit lateral | 2 | (13,3%) |
| Unstimmigkeit Hinterkante | 4 | (26,7%) |
| Röntgenmorphologisch nicht erkennbar (davon 4 mit Hinterkante) | 5 | (33,3%) |

*Klinische Relevanz der Arthrose*

| | | |
|---|---|---|
| (Benotung > 1, außer Röntgenbefund) | 3 | (20,0%) |
| Nur geringe Beschwerden | 11 | (73,3%) |
| Arthrodese | 1 | (6,7%) |

**Bewertung**

| | | | |
|---|---|---|---|
| *Sehr gut* | | *73* | *(54,5%)* |
| Davon: | Isolierte Fibulaläsion | 59 | (80,8%) |
| | Fibula und Lig. deltoideum | 2 | (2,7%) |
| | Fibula und Malleolus medialis | 12 | (16,5%) |
| Anteil der Hinterkantenfragmente | | 5 | (6,8%) |
| *Gut* | | *45* | *(33,6%)* |
| Davon: | Isolierte Fibulaläsion | 28 | (62,2%) |
| | Fibula und Lig. deltoideum | 5 | (11,1%) |
| | Fibula und Malleolus medialis | 12 | (26,7%) |
| Anteil der Hinterkantenfragmente | | 9 | (20,0%) |
| *Schlecht* | | *16* | *(11,9%)* (1mal ohne Arthrose) |
| Davon: | Isolierte Fibulaläsion | 4 | (25,0%) |
| | Fibula und Lig. deltoideum | 1 | (6,25%) |
| | Fibula und Malleolus medialis | 11 | (68,75%) |
| Anteil der Hinterkantenfragmente | | 11 | (68,75%) |

## Typ Weber C: Fibulaläsion oberhalb der Syndesmose (96 nachuntersuchte Patienten)

### Pathologische Anatomie

*1. Einzelläsionen*

| | | | |
|---|---|---|---|
| Fibula: | Fraktur | 88 | |
| | Typ Maisonneuve | 8 | |
| Tibia: | Bandruptur | 46 | |
| | Fraktur Malleolus tibialis | 50 | |
| | Kantenfraktur | 54 | (12mal extra-, 42mal intraartikulär) |
| Syndesmose: | Bandruptur | 72 | |
| | Knöcherner Ausriß | 24 | |
| Talus | Tibiale Kante | 4 | |
| Läsionen gesamt: | | 346 | 3,6 Läsionen/Patient |

*2. Kombination der Läsionen*

| | | |
|---|---|---|
| Fibulafraktur und Innenbandruptur | 40 | (15mal Kantenfraktur, 2mal Taluskante) |
| Typ Maisonneuve und Innenbandruptur | 6 | (5mal Kantenkfraktur) |
| Fibulafraktur und Innenknöchelfraktur | 48 | (33mal Kantenfraktur, 2mal Taluskante) |
| Typ Maisonneuve und Innenknöchelfraktur | 2 | (1mal Kantenfraktur) |

*3. Fraktur offen – geschlossen*

4mal offen – 92mal geschlossen

*4. Seitenlokalisation*

| | |
|---|---|
| Rechts | 44 |
| Links | 52 |

### Stabilisierungsverfahren

*1. Fibula*

| | |
|---|---|
| Drittelrohrplatte | 14 |
| Zugschraube und Drittelrohrplatte | 76 |
| Plattenlänge (Durchschnitt) | 7-(5-12-)Loch-Platte |
| Schraube | 6 |

*2. Malleolus tibialis*

| | |
|---|---|
| Bandnaht | 23 |
| Zuggurtung | 5 |
| Schraube | 43 |
| Schraube und Kirschner-Draht | 2 |

*3. Tibiakanten*

| | |
|---|---|
| Schraube | 40 |
| Schraube und Kirschner-Draht | 1 |

**Verlauf**

| | |
|---|---|
| *Krankenhausliegedauer* (Durchschnitt) | 16 Tage |
| *Arbeitsfähigkeit nach* (Wiedereintritt nach) | 15 Wochen |

**Ergebnisse**

| | | |
|---|---|---|
| *Nachuntersuchung nach* | 4,1 Jahren (2–9 Jahre) | |
| *Nachuntersuchungsrate* (96 von 123 Patienten) | 78% | |
| *Anamnese* | | |
| 0 = Keine Beschwerden | 63 | (65,6%) |
| 1 = Beschwerden bei starker Beanspruchung | 25 | (26,0%) |
| 2 = Beschwerden beim Normalgang | 6 | (6,3%) |
| 3 = Beschwerden bei aktiver Bewegung | 2 | (2,1%) |
| 0 = Volle Aktivität | 81 | (84,4%) |
| 1 = Leicht eingeschränkte außerberufliche Aktivität | 8 | (8,3%) |
| 2 = Aufgehobene außerberufliche Aktivität | 6 | (6,3%) |
| 3 = Eingeschränkte berufliche Aktivität | 1 | (1,0%) |
| *Klinischer Untersuchungsbefund* | | |
| 0 = Normaler Gang | 84 | (87,5%) |
| 1 = Leichte Behinderung, kein Hinken | 5 | (5,2%) |
| 2 = Leichtes Hinken | 3 | (3,1%) |
| 3 = Deutliches Hinken | 4 | (4,2%) |
| 0 = Freie Beweglichkeit im OSG | 71 | (73,9%) |
| 1 = Funktionseinbuße von $10^{\circ}$ | 19 | (19,8%) |
| 2 = Funktionseinbuße von mehr als $10^{\circ}$ | 2 | (2,1%) |
| 3 = Leichter Spitzfuß | 2 | (2,1%) |
| 4 = Versteifter Fuß (2 Arthrodesen) | 2 | (2,1%) |
| 0 = Freie Beweglichkeit im USG | 84 | (87,5%) |
| 1 = Leichte Funktionseinbuße im USG | 8 | (8,3%) |
| 2 = Funktionseinbuße nicht mehr als die Hälfte | 3 | (3,1%) |
| 3 = Funktionseinbuße mehr als die Hälfte | 1 | (1,0%) |
| Operationsnarbe reizlos | 95 | (99,0%) |
| Ulcus cruris | 1 | (1,0%) |
| Umfangdifferenz | | |
| Keine | 76 | (79,2%) |
| Bis 1 cm | 16 | (16,7%) |
| Bis 2 cm | 3 | (3,1%) |
| Bis 3 cm | 1 | (1,0%) |
| *Röntgenologischer Untersuchungsbefund* | | |
| 0 = Anatomisch korrekte Ausheilung | 48 | (50,0%) |
| 1 = Bandverkalkungen der Syndesmose | 6 | (6,3%) |
| 1 = Bandverkalkungen der Seitenbänder | 19 | (19,8%) |
| 2 = Anatomische Unstimmigkeit medial | 1 | (1,0%) |
| 3 und 4 = Arthrose | 22 | (22,9%) |

**Arthrotische Deformität** (Prozentzahl bezogen auf die Zahl der Arthrosen)

| | | |
|---|---|---|
| *Stadieneinteilung nach Bargon (1977)* | | |
| Stadium I | 9 | (40,9%) |
| Stadium II | 3 | (13,6%) |
| Stadium III (2 Arthrodesen) | 10 | (45,5%) |
| *Wahrscheinliche Ursache* | | |
| Syndesmosenverkalkung | 1 | (4,5%) |
| Unstimmigkeit lateral | 3 | (13,6%) |
| Unstimmigkeit Hinterkante | 9 | (40,9%) |
| Empyem | 2 | (9,1%) |
| Röntgenmorphologisch nicht erkennbar (davon 6 mit Hinterkante) | 7 | (31,8%) |
| *Klinische Relevanz der Arthrose* | | |
| (Benotung schlechter als 1, außer Röntgenbefund) | 9 | (40,9%) |
| Nur geringe Beschwerden | 11 | (50,0%) |
| Arthrodese | 2 | (9,1%) |

**Bewertung**

| | | | |
|---|---|---|---|
| *Sehr gut* | | *36* | *(37,5%)* |
| Davon: | Isolierte Fibulaläsion | – | |
| | Fibula und Lig. deltoideum | 21 | (58,3%) |
| | Fibula und Malleolus medialis | 15 | (41,7%) |
| Anteil der Hinterkantenfragment | | 16 | (44,4%) |
| *Gut* | | *38* | *(39,6%)* |
| Davon: | Isolierte Fibulaläsion | – | |
| | Fibula und Lig. deltoideum | 19 | (50,0%) |
| | Fibula und Malleolus medialis | 19 | (50,0%) |
| Anteil der Hinterkantenfragmente | | 21 | (55,3%) |
| *Schlecht* | | *22* | *(22,9%)* |
| Davon: | Isolierte Fibulaläsion | – | |
| | Fibula und Lig. deltoideum | 6 | (27,3%) |
| | Fibula und Malleolus medialis | 16 | (72,7%) |
| Anteil der Hinterkantenfragmente | | 17 | (77,3%) |

**Kindliche Sprunggelenkfrakturen (19 nachuntersuchte Patienten)**

**Pathologische Anatomie**

*1. Einzelläsionen*

| | | |
|---|---|---|
| Fibula: | Epiphysiolyse | 2 |
| | Aitken-I-Fraktur | 5 |
| | Suprasyndesmale Fraktur | 2 |

| | | | |
|---|---|---|---|
| Tibia: | Epiphysiolyse | 1 | |
| | Aitken-I-Fraktur | 3 | (1 Syndesmosenruptur) |
| | Aitken-II-Fraktur | 10 | |
| | Aitken-III-Fraktur | 5 | |
| Läsionen gesamt: | | 29 | 1,5 Läsionen/Patient |

*2. Kombination der Läsionen*

| | | |
|---|---|---|
| Tibia Aitken I isoliert | 1 | |
| Tibia Aitken II isoliert | 6 | |
| Tibia Aitken III isoliert | 2 | |
| Tibia Epiphysiolyse und suprasyndesmale Fraktur, Fibula | 1 | |
| Tibia Aitken I und Fibula Aitken I | 2 | |
| Tibia Aitken II und Fibula Bandruptur | 1 | |
| Tibia Aitken II und Fibula Aitken I | 2 | |
| Tibia Aitken II und suprasyndesmale Fraktur, Fibula | 1 | |
| Tibia Aitken III und Epiphysiolyse | 2 | (1 Syndesmosenruptur) |
| Tibia Aitken III und Fibula Aitken I | 1 | (1 Kantenfraktur) |

*3. Fraktur offen – geschlossen*

1mal offen – 18mal geschlossen

*4. Seitenlokalisation*

| | |
|---|---|
| Rechts | 15 |
| Links | 4 |

**Stabilisierungsverfahren**

*1. Fibula*

| | |
|---|---|
| Bandnaht | 1 |
| Kirschner-Draht | 4 |
| Schraube | 1 |
| Drittelrohrplatte | 3 |

*2. Tibia*

| | |
|---|---|
| Kirschner-Draht | 3 |
| Schraube | 15 |

**Verlauf**

*Krankenhausliegedauer* (Durchschnitt) 8 Tage

*Schulfähigkeit nach* (Wiedereintritt nach) 6,6 Wochen

(1 Fall mit offener Fraktur und langer Dauer extrapoliert)

**Ergebnisse**

*Nachuntersuchung* nach 4,4 Jahren (2–8,3 Jahre)

*Nachuntersuchungsrate* (19 von 24 Patienten) 79,2%

*Anamnese*

0 = Keine Beschwerden 17 (89,4%)

| | | |
|---|---|---|
| 1 = Beschwerden bei starker Beanspruchung | 2 | (10,6%) |
| 0 = Volle Aktivität | 18 | (94,7%) |
| 1 = Leicht eingeschränkte außerberufliche Aktivität | 1 | (5,3%) |
| *Klinischer Untersuchungsbefund* | | |
| 0 = Normaler Gang | 19 | (100%) |
| 0 = Freie Beweglichkeit im OSG | 17 | (89,4%) |
| 1 = Funktionseinbuße von $10^{\circ}$ | 1 | (5,3%) |
| 2 = Funktionseinbuße von mehr als $10^{\circ}$ | 1 | (5,3%) |
| 0 = Freie Beweglichkeit im USG | 18 | (94,7%) |
| 1 = Leichte Funktionseinbuße im USG | 1 | (5,3%) |
| Operationsnarbe reizlos | 19 | (100%) |
| Umfangdifferenz | | |
| Keine | 18 | (94,7%) |
| Bis 1 cm | 1 | (5,3%) |
| *Röntgenologischer Untersuchungsbefund* | | |
| 0 = Anatomisch korrekte Ausheilung | 17 | (89,4%) |
| 1 = Bandverkalkungen der Seitenbänder | 1 | (5,3%) |
| 3 und 4 Arthrose | 1 | (5,3%) |

**Arthrotische Deformität** (Prozentzahl bezogen auf die Zahl der Arthrosen)

| | | |
|---|---|---|
| *Stadieneinteilung nach Bargon (1977)* | | |
| Stadium I | 1 | (5,3%) |
| *Wahrscheinliche Ursache* | | |
| Unstimmigkeit lateral | 1 | (5,3%) |
| *Klinische Relevanz der Arthrose* | | |
| (Benotung schlechter als 1, außer Röntgenbefund) | 1 | (5,3%) |

**Bewertung**

| | | |
|---|---|---|
| *Sehr gut* | *15* | *(78,9%)* |
| *Gut* | *3* | *(15,8%)* |
| *Schlecht* | *1* | *(5,3%)* |

# Literatur


Aitken AP (1936) The end results of the fractured distal tibial epiphysis. J Bone Joint Surg 18:685

Ashurst APC, Bromer R (1922) Classification and mechanism of fractures of the leg bones involving the ankle. Arch Surg 4:51

Bargon G (1978) Röntgenmorphologische Gradeinteilung der posttraumatischen Arthrose im oberen Sprunggelenk. Hefte Unfallheilkd 133:28

Bargon G, Henkemeyer H (1977) Ergebnisse röntgenologischer und klinischer Langzeitbeobachtungen nach operativ versorgten Läsionen der tibiofibularen Syndesmose bei Luxationsfrakturen im oberen Sprunggelenk. Fortschr Röntgenstr 126/6:542

Barnet CH, Napier JR (1952) The axis of rotation at the ankle joint in man. Its influence upon the form of the talus and the mobility of the fibula. J Anat 86:1

Baumgartl F, Kremer K, Schreiber HW (1980) Spezielle Chirurgie für die Praxis, Bd III, Teil 2. Thieme, Stuttgart

Beck E, Brade A, Schneider-Sickert F, Ziernhöld G (1978) Ergebnisse nach operativ behandelten Knöchelbrüchen. Unfallheilkunde 81:309

Blount WP (1957) Knochenbrüche bei Kindern. Thieme, Stuttgart

Böhler L (1929) Die Technik der Knochenbruchbehandlung, 1. Aufl. Maudrich, Wien

Böhler L (1957) Die Technik der Knochenbruchbehandlung, 12.–13. Aufl. Maudrich, Wien

Braune W, Fischer O (1895) Der Gang des Menschen. 1. Theil. Abh. d. Math. Phys. Classe d. Kgl. Sächs. Ges. d. Wissenschaften

Clermont P (1913) Sur la disjonction tibio-peroniere et les fractures du cou-de-pied (Essai de classification). Rev Chir Orthop 47:143

Close JR (1956) Some applications of the functional anatomy of the ankle joint. J Bone Joint Surg (Am) 38:761

Cooper AP (1823) A treatise on dislocations and on fractures of the joint. The Autor, London

Cotta H, Puhl W (1976) Pathophysiologie des Knorpelschadens. Hefte Unfallheilkd 127:1

Danis R (1949) Theorie et pratique de l'osteosynthese. Desoer & Masson, Liege/Paris

Decker S (1977) Technik und Ergebnisse der operativen Behandlung der Luxationsfrakturen des oberen Sprunggelenkes. Unfallheilkunde 80:249

Decker S, Rehn J (1983) Indikation und Technik der operativen Therapie der Luxationsfrakturen des oberen Sprunggelenkes. Aktuel Chir 18:123

Dietl H (1956) Über die Sprengung der Knöchelgabel, ihre Erkennung und Behandlung. Zentralbl Chir 81:2154

Dustmann HO, Puhl W, Schulitz KP (1971) Knorpelveränderungen beim Hämarthros unter besonderer Berücksichtigung der Ruhigstellung. Arch Orthop Unfallchir 71:148

Earle (1828) Simple succeeded by compound dislocation forward of the inferior extremety of the tibia. Lancet II:348

Eberhard HD, Inman VT (1947) Fundamental studies of human locomotion and other informations relating to design of artificial limbs. University of California, Berkeley

Ecke H (1981) Die operative Frakturenbehandlung, ihre Entwicklung, Leistungsfähigkeit und ihre Ergebnisse im Vergleich mit konservativen Behandlungsverfahren – ein Rechenschaftsbericht. Unfallchirurgie 7:317

Engelhardt GH (1984) Unfallheilkunde für die Praxis. de Gruyter, Berlin New York

Fekete G, Kazar G, Magyari Z (1979) Die Rolle des Kantenbruches bei der Prognose der Knöchelbrüche. Aktuel Traumatol 6:367

Fick R (1911) Mechanik des oberen Sprunggelenkes. In: Handbuch der Anatomie und Mechanik der Gelenke. Fischer, Jena

Fischer O (1899) Der Gang des Menschen, 2. Theil. Abh. d. Math Phys. Classe d. Kgl. Sächs. Ges. d. Wissenschaften 25:1
Forudastan H (1970) Zur AO-Osteosynthese von Knöchelbrüchen: Ergebnisse nach 5 Jahren. Arch Orthop Unfallchir 68:42
Friedebold G (1978) Ergebnisse der Spätversorgung von Luxationsfrakturen des oberen Sprunggelenkes. Hefte Unfallheilkd 131:76
Goff CW (1960) Surgical treatment of unequal extremities. Thomas, Springfield
Grath GB (1960) Widening of the ankle mortise. Acta Chir Scand (Suppl) 263:1
Greenwald AS et al. (1976) Preliminary observations on the weight-bearing surfaces of the human ankle joint. Surg Forum 27:505
Hackenbroch MH (1974) Gelenkveränderungen unter dosierter Druckminderung im Tierversuch. Z Orthop 112:667
Hanke J, Schmit-Neuerburg KP (1985) Indikation zum Entlastungsapparat. Vortrag auf der Fachmesse und Kongreß „Orthopädie und Reha-Technik", Essen
Hansen NL (1942) Reposition af malleolarfracturer i overensstemmelse med patogenesen. Nord Med 16:2743
Hansen NL, Ankelbrud I (1942) Genetisk diagnose og reposition. Munksgaard, Kobenhavn
Hansson CJ (1941) Arthrografic studies on the ankle joint. Acta Radiol 22:281
Heim U, Pfeiffer KM (1972) Periphere Osteosynthesen unter Verwendung des Kleinfragment-Instrumentariums der AO. Springer, Berlin Heidelberg New York
Heim U (1982) Indikation und Technik der Stabilisierung des hinteren Kantendreiecks nach Volkmann bei Malleolarfrakturen. Unfallheilkunde 85:388
Hendrich V, Hehne HJ, Widmer KH (1983) Vergleichende intraartikuläre Druckmessung am oberen Sprunggelenk unter besonderer Berücksichtigung des Volkmann'schen Dreiecks. Z Orthop 121:391
Henkemeyer H (1978) Verletzungen der Syndesmose. Unfallheilkd 131:89
Henkemeyer H, Püschel R, Burri C (1975) Experimentelle Untersuchungen zur Biomechanik der Syndesmose. Langenbecks Arch Chir (Suppl) Forum 369
Inman VT (1976) The joints of the ankle. Williams & Wilkins, Baltimore
Kapandji IA (1970) The physiology of the joints, vol. 2. Livingstone, Edinburgh London
Kinzl L (1983) Sekundärarthrose des oberen Sprunggelenkes. Unfallheilkunde 86:295
Kleiger B (1954) The diagnosis and treatment of traumatic lateral ankle instability. J Med 54:2573
Kristensen TB (1956) Fractures of the ancle. VI. Follow up studies. Arch Surg 73:112
Kuner EH et al. (1975) Ergebnisse konservativ und operativ behandelter Knöchelbrüche. Unfallchirurgie 1:39
Kuner EG (1980) Unterschenkel und oberes Sprunggelenk. In: Baumgartl F, Kremer K, Schreiber HW (Hrsg) Spezielle Chirurgie für die Praxis, Bd III, Teil 2. Thieme, Stuttgart
Kunze K, Neubert C, Fritze H, Hild P (1983) Die Behandlung und Ergebnisse der Malleolarfrakturen. Unfallchirurgie 9:334
Lange S, Mechsner K, Langenscheidt P (1984) Die sekundäre Arthrose nach operativ versorgten Sprunggelenksfrakturen. Fortschr Röntgenstr 140/1:69
Lanz von T, Lang J, Wachsmuth W (1972) Praktische Anatomie, Bein und Statik, Bd 1/4, 2. Aufl. Springer, Berlin Heidelberg New York
Lauge-Hansen N (1948) Fractures of the ankle. Arch Surg 56:259
Lauge-Hansen N (1950) Fractures of the ankle. Arch Surg 60:957
Lauge-Hansen N (1952) Fractures of the ankle. Arch Surg 64:488
Lauge-Hansen N (1963) Knöchelbrüche und Bandverletzungen des Fußgelenkes und Fußes. Zentralbl Chir 15:545
Lewis JL (1964) The effect of ankle-injury forces. J Bone Joint Surg (Am) 46:1380
Magnusson R (1944) On the late results in non operated cases of malleolar fractures. A clinical roentgenological statistical study. Fractures by external rotation. Acta Chir Scand 9 (Suppl) 9:84
Maisonneuve MJG (1840) Recherches sur la fracture du perone. Arch Gen Med Ser 3/7:165
Marti R, Saxer U, Süssenbach F (1974) Präarthrotische Folgezustände nach Epiphysenfugenverletzungen am distalen Unterschenkel. Z Orthop 112:653

Mathiass AH, Glupe J (1966) Immobilisation und Druckbelastung in ihrer Wirkung auf die Gelenke. Arch Orthop Unfallchir 60:380

Müller GM (1945) Fractures of the internal malleolus. Br Med J II:320

Müller J, Bachmann B, Willenegger H (1978) Malleolarfrakturen-Therapie und Ergebnisse. Hefte Unfallheilkd 131:47–64

Müller ME, Allgöwer M, Willenegger H (1969) Manual der Osteosynthese, 1. Aufl. Springer, Berlin Heidelberg New York

Müller ME, Allgöwer M, Scheider R, Willenegger H (1977) Manual der Osteosynthese, 2. Aufl. Springer, Berlin Heidelberg New York

Mutscher K (1974) Ergebnisse konservativ behandelter Sprunggelenkstraumen mit Beteiligung der Syndesmose. Zentralbl Chir 99:267

Mutscher K, Scholz O (1982) Ergebnisse operativ behandelter Sprunggelenksfrakturen mit Beteiligung der Syndesmose. Zentralbl Chir 107:22

Niethard FU, Plaue R (1977) Das hintere Tibiakantenfragment als prognostisches Kriterium. Arch Orthop Unfallchir 87:213

Niethard FU, Plaue R, Rauterberg K (1976) Die prognostische Bedeutung des hinteren Tibiakantenfragments. Orthop Prax 8/12:813

Pankarter F (1977) Spätergebnisse nach operativer Versorgung von Verletzungen des oberen Sprunggelenkes. Unfallheilkunde 80:243–248

Petit JL (1723) Traite des maladies des os. Hocherau, Paris

Phillips WA, Schwartz HS, Keller CS, Woodward HR, Rudd WS, Spiegel PF, Laros GS (1985) J Bone Joint Surg (Am) 67/1:67

Plaue R (1978) Das hintere Kantenfragment als prognostisches Kriterium. Hefte Unfallheilkd 131:184

Povacz F (1981) Ergebnisse nach operativ behandelten Knöchelbrüchen beim Erwachsen. Unfallheilkunde 84:150

Preiser G (1908) Über die praktische Bedeutung einer anatomischen und habituell-funktionellen Gelenkflächeninkongruenz. Fortschr Roentgenstr 12:313

Puhl W (1971) Rasterelektronenmikroskopische Untersuchungen zur Frage früher Knorpelschädigungen durch leukozytäre Enzyme. Arch Orthop Unfallchir 70:87

Puhl W, Dustmann HO (1972) Der Einfluß intraartikulärer Trasylolinjektionen beim Hämarthros – Tierexperimentelle Untersuchungen. Z Orthop 110:42

Puhl W, Dustmann HO, Schulitz KP (1971) Knorpelveränderungen beim experimentellen Hämarthros. Z Orthop 109/3:475

Quénu E (1906) Fracture de Maisonneuve (fracture dite par diastase). Bull Mem Soc Chir Paris 32:943

Refior HJ, Hackenbroch MH Jr (1976) Die Reaktion des hyalinen Gelenkknorpels unter Druck. Hefte Unfallheilkd 127:23

Reimers C (1953) Die Brüche des fußnahen Unterschenkelabschnittes. Langenbecks Arch Chir 276:260

Riede UN, Hehne HJ (1978) Inkongruenzarthrose. Hefte Unfallheilkd 133:12

Riede UN, Schweizer G (1973) Funktionell-morphometrische Analyse des Gelenkknorpels. Langenbecks Arch Chir 333:91

Riede UN, Willenegger H, Schenk R (1969) Experimenteller Beitrag zur Erklärung der sekundären Arthrose bei Frakturen des oberen Sprunggelenkes. Helv Chir Acta 36:343

Riede UN, Schenk RK, Willenegger H (1971a) Gelenkmechanische Untersuchungen zum Problem der posttraumatischen Arthrose im oberen Sprunggelenk. I. Die intraartikuläre Modellfraktur. Langenbecks Arch Chir 328:258

Riede UN, Heitz P, Rüedi TH (1971b) Gelenkmechanische Untersuchungen zum Problem der posttraumatischen Arthrosen im oberen Sprunggelenk. II. Einfluß der Talusform auf die Biomechanik des oberen Sprunggelenkes. Langenbecks Arch Chir 330:174

Riede UN, Müller M, Mihatsch MJ (1973) Biometrische Untersuchungen zum Arthroseproblem am Beispiel des oberen Sprunggelenkes. Arch Orthop Unfallchir 77:181

Rösch H (1974) Die Präarthrose der Knie- und Sprunggelenke im Kindesalter nach gelenknahen Frakturen. Z Orthop 112:656

Sachs L (1974) Angewandte Statistik, 4. Aufl. Springer, Berlin Heidelberg New York

Salter RB, Harris WR (1963) Injuries involving the epiphyseal plate. J Bone Joint Surg (AM) 45:587

Schenk R (1978) Anatomie des oberen Sprunggelenks. Hefte Unfallheilkd 131:1

Schmit-Neuerburg KP, Weiss H (1979) Gelenkinfektionen nach offenen Verletzungen. Hefte Unfallheilkd 138:159

Schmit-Neuerburg KP, Weiss H, Ziegelmüller R, Stürmer KM (1977) Isolierte Bandverletzungen der Knöchelgabel. Schriftenreihe: Unfallmed. Tag. d. Landesverb. d. gewerbl. Berufsgenossensch. Heft 30:31

Schöttle H, Jungbluth KH, Dölle H (1976) Brückenkallus nach Plattenosteosynthese bei Unterarmfrakturen. Hefte Unfallheilkd 126:372

Schöttle H, Jungbluth KH, Sauer HD, Schöntag H (1978) Weichteilverknöcherungen nach stabilen Osteosynthesen durch Knochenbohrmehl. Chirurg 49:49

Schweiberer L, Seiler H (1978) Spätergebnisse bei operativ behandelten Malleolarfrakturen. Unfallheilkunde 81:195

Seligson D, Freqin P (1986) Ankle fractures classification as a guide to treatment. Unfallchirurgie 89:1

Siffert RS (1956) The effect of staples and longitudinal wires on epiphyseal growth. J Bone Joint Surg (Am) 38:1077

Solonen KA, Lauttamus L (1965) Treatment of malleolar fractures. Acta Orthop Scand 36:321

Spier W (1978) Pathophysiologie der knöchernen Verletzungen des oberen Sprunggelenkes. Hefte Unfallheilkd 131:23

Stadler J, Gauer E, Rüedi TH (1975) Operativ versorgte Malleolarfrakturen – Ergebnisse nach 3–4 Jahren mit besonderer Berücksichtigung des Talusprofils. Arch Orthop Unfallchir 82:311

Starke W, Forstmann A, Schilling H (1979) Weichteilverknöcherungen nach operativer Versorgung von Verrenkungsbrüchen des oberen Sprunggelenkes. Aktuel Traumatol 9: 283

Süssenbach F, Weber BG (1970) Epiphysenfugenverletzungen am distalen Unterschenkel. Huber, Bern Stuttgart Wien

Sylen B (1948) Cartilage and chondroitin sulphate. III. Chondroitin sulphate and inflammatory lesions of cartilage. J Bone Joint Surg (Am) 30

Tillaux P (1872) Recherches cliniques et experimentales sur les fractures malleolaires. Bull Acad Med Paris Ser 2/1:817

Töndury G (1968) Bewegungsapparat. In: Rauber-Kopsch (Hrsg) Lehrbuch und Atlas der Anatomie des Menschen, Bd 1. Thieme, Stuttgart

Trueta J (1957) Trauma and bone growth. 7e congres SICOT, Barcelona

Vasli S (1957) Operative treamtnet of ankle fractures. Acta Chir Scand (Suppl) 226

Volkmann R von (1875) Beiträge zur Chirurgie. Breitkopf-Hartel, Leipzig

Weber BG (1964a) Epiphysenfugen-Verletzungen. Helv Chir Acta 31:103

Weber BG (1964b) Grundlagen und Möglichkeiten der Zuggurtungs-Osteosynthese. Chirurg 35:81

Weber BG (1966) Die Verletzungen des oberen Sprunggelenkes. Huber, Bern Stuttgart Wien

Weber BG (1972) Die Verletzungen des oberen Sprunggelenkes, 2. Aufl. Huber, Bern Stuttgart Wien

Weber BG (1975) Das Besondere bei der Behandlung der Frakturen im Kindesalter. Monatsschr Unfallheilkd 78:193

Weber BG (1981) Brüche von Knöcheln und Talus. Bewährtes und Neues in Diagnostik und Therapie. Langenbecks Arch Chir 355:421

Weber BG, Brunner C, Freuler F (1978) Die Frakturbehandlung bei Kindern und Jugendlichen. Springer, Berlin Heidelberg New York

Weinert CR, McMaster JH, Ferguson RJ (1973) Dynamic function of the human fibula. Am J Anat 138:146

Weiss H, Schmit-Neuerburg KP (1982) Allgemeine Prinzipien der postoperativen Behandlung von Frakturen. Schriftenreihe: Unfallmed. Tag. d. Landesverb. d. gewerbl. Berufsgenossensch. Heft 48:193

Weller S, Knapp U (1979) Ergebnisse nach operativer Behandlung von frischen und veralterten Verrenkungsbrüchen im oberen Sprunggelenk. Schriftenreihe: Unfallmed. Tag. d. Landesverb. d. gewerbl. Berufsgenossensch. Heft 36:51

Weller S et al. (1977) Ergebnisse nach Korrektureingriffen am oberen Sprunggelenk. Sammelstudie der Deutschen Sektion der AO International. Unfallheilkunde 80:213

Wenzl H, Lehrer W, Eiche I (1984) Eine Entlastungsorthese mit dynamischer Teilbelastungsvorrichtung. Hefte Unfallheilkd 164:625

Weyand F et al. (1976) Indikation und Ergebnisse der konservativen und operativen Behandlung von Luxationsfrakturen des oberen Sprunggelenks. ZFA 15:777

Willenegger H (1961) Die Behandlung der Luxationsfrakturen des oberen Sprunggelenkes nach biomechanischen Gesichtspunkten. Helv Chir Acta 28:225

Willenegger H (1964) Zur Problematik bei der Versorgung von Malleolarfrakturen. (Ungelöste Probleme der Chirurgie). Thieme, Stuttgart

Willenegger H, Weber BG (1963) Malleolarfrakturen: In: Technik der operativen Frakturenbehandlung. Springer, Berlin Göttingen Heidelberg

Willenegger H, Weber BG (1965) Malleolarfrakturen. Langenbecks Arch Chir 313:489

Willenegger H, Tauber J, Müller J (1971) Spätergebnisse nach konservativ und operativ behandelten Malleolarfrakturen. Helv Chir Acta 38:321

Wirth CJ, Artmann M (1977) Chronische fibulare Sprunggelenksinstabilität-Untersuchungen zur Röntgendiagnostik und Bandplastik. Arch Orthop Unfallchir 88:313

Wirth CJ, Küsswetter W, Jäger M (1978) Biomechanik und Pathomechanik des oberen Sprunggelenks. Hefte Unfallheilkd 131:10

Witzel P (1985) Fertigungstechnik von Unterschenkel-Entlastungs-Orthesen und deren Modifikation. Vortrag auf der Fachmesse und Kongreß „Orthopädie und Reha-Technik“, Essen

Zenker H, Nerlich M (1982) Prognostic aspects in operated ankle fractures. Arch Orthop Trauma Surg 100:237

Ziff M, Gribetz HJ, Lospalluto J (1960) Effect on leucozyte and synovial membrane extracts on cartilage mucoprotein. J Clin Invest 36:1

# Sachverzeichnis

Hefte zur

# Unfallheilkunde

Beihefte zur Zeitschrift „Der Unfallchirurg" Herausgeber: J. Rehn, L. Schweiberer, H. Tscherne

183. Heft: **D. H. Rogge, H. Tscherne** (Hrsg.)

## Zementfreie Hüftprothesen

**Grundlagen, Erfahrungen, Tendenzen**

1987. 89 Abbildungen. X, 172 Seiten.
Broschiert DM 88,–. ISBN 3-540-16899-0

182. Heft: **U. P. Schreinlechner** (Hrsg.)

## Brüche des Oberschenkelschaftes und des distalen Oberschenkelendes

20. Jahrestagung der Österreichischen Gesellschaft für Unfallchirurgie, 4.–6. Oktober 1984, Salzburg
Kongreßbericht im Auftrage des Vorstandes zusammengestellt von U. P. Schreinlechner
1986. 173 Abbildungen. XXIV, 459 Seiten.
Broschiert DM 198,–. ISBN 3-540-16273-9

181. Heft: **A. Pannike** (Hrsg.)

## 49. Jahrestagung der Deutschen Gesellschaft für Unfallheilkunde e.V., 13.–16. November 1985, Berlin

1986. 428 Abbildungen. XLVII, 1147 Seiten (in 2 Bänden, die nur zusammen abgegeben werden). Broschiert DM 298,–.
ISBN 3-540-16272-0

180. Heft: **B. Helbig, W. Blauth** (Hrsg.)

## Schulterschmerzen und Rupturen der Rotatorenmanschette

1986. 52 Abbildungen. X, 133 Seiten.
Broschiert DM 88,–. ISBN 3-540-16271-2

179. Heft: **H. Zilch** (Hrsg.)

## Defektüberbrückung an Knochen und Weichteilen

1987. 146 Abbildungen. XVI, 256 Seiten.
Broschiert DM 98,–. ISBN 3-540-16270-4

178. Heft: **B.-D. Katthagen**

## Knochenregeneration mit Knochenersatzmaterialien

**Eine tierexperimentelle Studie**

1986. 94 Abbildungen, 15 Tabellen. X, 166 Seiten. Broschiert DM 98,–. ISBN 3-540-16170-8

177. Heft: **H. Zwipp**

## Die antero-laterale Rotationsinstabilität des oberen Sprunggelenkes

1986. 100 Abbildungen. XII, 179 Seiten.
Broschiert DM 89,–. ISBN 3-540-16194-5

176. Heft: **E. Böhm**

## Chronische posttraumatische Osteomyelitis

**Morphologie und Pathogenese**

1986. 49 Abbildungen, 23 Tabellen. X, 123 Seiten. Broschiert DM 76,–. ISBN 3-540-15918-5

Springer-Verlag
Berlin Heidelberg New York
London Paris Tokyo

Springer

Printed in Poland
by Amazon Fulfillment
Poland Sp. z o.o., Wrocław